Priyanka K. K.
Amitha M. Hegde

Sedação Oral em Odontopediatria

Priyanka K. K.
Amitha M. Hegde

Sedação Oral em Odontopediatria

ScienciaScripts

Imprint

Any brand names and product names mentioned in this book are subject to trademark, brand or patent protection and are trademarks or registered trademarks of their respective holders. The use of brand names, product names, common names, trade names, product descriptions etc. even without a particular marking in this work is in no way to be construed to mean that such names may be regarded as unrestricted in respect of trademark and brand protection legislation and could thus be used by anyone.

Cover image: www.ingimage.com

This book is a translation from the original published under ISBN 978-3-659-85067-7.

Publisher:
Sciencia Scripts
is a trademark of
Dodo Books Indian Ocean Ltd. and OmniScriptum S.R.L publishing group

120 High Road, East Finchley, London, N2 9ED, United Kingdom
Str. Armeneasca 28/1, office 1, Chisinau MD-2012, Republic of Moldova, Europe
Printed at: see last page
ISBN: 978-613-9-87361-6

CONTEÚDO

INTRODUÇÃO 2

PERSPECTIVA HISTÓRICA...3

OBJECTIVOS DA SEDAÇÃO...5

CONTINUIDADE DA SEDAÇÃO 6

FACTORES FARMACOLÓGICOS QUE INFLUENCIAM A EFICÁCIA CLÍNICA DOS SEDATIVOS ORAIS 8

ORIENTAÇÕES PARA O ACOMPANHAMENTO E GESTÃO DE DOENTES PEDIÁTRICOS 12

REGIMES DE SEDAÇÃO ORAL 18

MEDICAMENTOS DE EMERGÊNCIA.. 31

PREPARAÇÃO E GESTÃO DE EMERGÊNCIAS... 42

CONCLUSÃO 49

BIBLIOGRAFIA 50

INTRODUÇÃO

> Prestar um tratamento completo a crianças pequenas, receosas e não cooperantes foi e continua a ser a componente mais difícil e desafiante da odontopediatria. Ao contrário da revolucionária mudança ascendente na tecnologia dentária e nas ciências dos materiais, o comportamento das crianças parece ter sofrido uma transformação qualitativa retrógrada.[1] . A evolução da parentalidade contemporânea, que é mais protetora e incapaz de controlar o comportamento das crianças, é provavelmente responsável por este facto. Quando uma criança não cooperante, com medo de dentista, entra no consultório, a prestação bem sucedida de cuidados dentários pode tornar-se um teste de paciência para o dentista e a equipa. A maioria dos pacientes pode ser tratada através de uma gestão comportamental não farmacológica, no entanto, algumas crianças com ansiedade, medo e apreensão graves podem necessitar de uma técnica de gestão comportamental farmacológica, que inclui anestesia geral e sedação

> As várias técnicas de sedação são: sedação por inalação com óxido nitroso, sedação oral, sedação oral com ou sem sedação por inalação, sedação intramuscular e IV com ou sem sedação por inalação, injeção intramuscular, SM ou SC com ou sem sedação por inalação.[2]

> A via oral é a mais antiga de todas as vias de administração de medicamentos e continua a ser a via mais utilizada para a administração de medicamentos. Sendo a via oral a mais segura, mais conveniente e mais económica, mantém um lugar de destaque no arsenal dentário contra a dor e a ansiedade, embora outras técnicas de administração sejam mais fiáveis e mais eficazes na produção do efeito clínico desejado.[3]

PERSPECTIVA HISTÓRICA

> A evolução dos medicamentos sedativos começou com a introdução de bebidas fermentadas pelos sumérios, por volta de 9000 a.C.

> O álcool é o sedativo mais antigo que se conhece; era utilizado na antiga Mesopotâmia há milhares de anos.

> Para além do óxido nitroso e do éter, a era moderna dos medicamentos sedativos começou no século XIX com os brometos e o hidrato de cloral.

> Embora os brometos fossem excelentes medicamentos no seu tempo, não eram frequentemente fabricados em produtos farmacêuticos elegantes, o que permitia a incorporação de impurezas. Isto agravou o perfil de efeitos secundários já negativo dos brometos, que incluía micção frequente, suores, distúrbios visuais e distúrbios electrolíticos.[5]

> O hidrato de cloral (Noctec) foi sintetizado em 1832 pelo químico alemão Justus von Liebig e representou a primeira classe de agentes sedativos a mostrar longevidade na farmacopeia convencional. O hidrato de cloral é um depressor generalizado do SNC que actua rapidamente e, se administrado isoladamente, é capaz de induzir um sono profundo em aproximadamente 30 minutos.

> Rapidamente se descobriu que o hidrato de cloral funcionava mais rapidamente em combinação com o álcool e, quando colocado no uísque, era a "gota nocauteadora" do submundo, também chamada de "Mickey Finn".[5]

> Os comprimidos para dormir mais populares do início do século XX eram os barbitúricos, embora o progenitor dos barbitúricos tenha sido descoberto em meados do século XIX.[3]

> Atribui-se a um químico prussiano, Adolf von Baeyer, a invenção e a designação do ácido barbitúrico no início da década de 1860.[4]

> 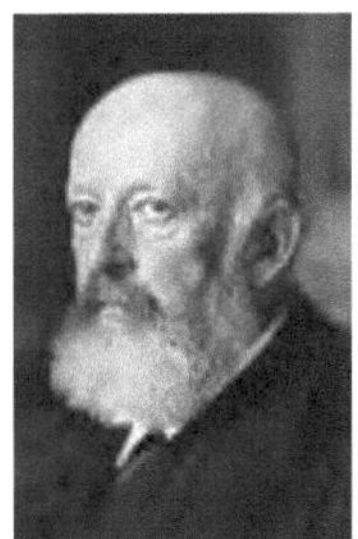 ADOLF VON BAYER

> Em 1903, um aluno de Baeyer, juntamente com outro químico alemão, produziu um novo composto a partir do ácido barbitúrico e de um derivado de dietilo. O novo produto químico, que recebeu o nome comercial de Veronal (barbital), era um excelente sedativo e ajuda a dormir. Outros investigadores criaram mais derivados do ácido barbitúrico; o mais utilizado foi o fenobarbital

> Muitas empresas farmacêuticas europeias e americanas desenvolveram novos barbitúricos nas décadas

de 1920 e 1930. A Eli Lilly Company produziu os amplamente utilizados Amytal (amobarbital) e Seconal (secobarbital), e a Abbott Laboratories inventou o Pentothal (tiopental) e o Nembutal (pentobarbital).[6]

> Embora os barbitúricos sejam auxiliares do sono eficazes, não estão isentos de riscos. Os barbitúricos favorecem o comportamento viciante, podem ter uma variedade de efeitos secundários desagradáveis e a sua eficácia aumenta consideravelmente quando tomados em simultâneo com outros depressores do SNC. De facto, os comprimidos para dormir barbitúricos podem rapidamente causar a morte quando tomados com álcool, devido aos seus efeitos depressores cardiovasculares e respiratórios significativos. Foi esta estreita margem de segurança que levou ao desenvolvimento de medicamentos sedativos/ hipnóticos mais seguros (por exemplo, benzodiazepinas) durante as décadas seguintes.[7]

> Devido ao seu perfil de segurança inaceitável, a utilização de barbitúricos para sedação já não pode ser recomendada na maioria das situações clínicas

> Foi esta estreita margem de segurança que levou ao desenvolvimento de medicamentos sedativos/hipnóticos mais seguros (benzodiazepinas) durante as décadas seguintes.[7]

OBJECTIVOS DA SEDAÇÃO

O objetivo mais importante da sedação pediátrica é a segurança. Para além disso, tenta-se

> Minimizar o desconforto físico e a dor, permitindo a realização correta do procedimento.

> Comportamento de controlo

> Minimizar as reacções psicológicas negativas ao tratamento, proporcionando analgesia e ansiólise e maximizar o potencial de amnésia

> Proteger a segurança e o bem-estar dos doentes

> Colocar o doente num estado em que seja possível uma alta segura.

CONTINUIDADE DA SEDAÇÃO

A sedação e a anestesia geral são produzidas ao longo de um continuum, variando desde o alívio da ansiedade com pouca ou nenhuma sonolência associada (ou seja, ansiólise), até e incluindo um estado de inconsciência (ou seja, anestesia geral). Os limites entre os diferentes níveis de sedação podem nem sempre ser evidentes para os não treinados ou inexperientes e a progressão de um nível para um nível mais elevado pode ocorrer rapidamente, uma vez que os doentes nem sempre respondem de forma previsível a qualquer agente sedativo específico, ou seja, podem responder de forma idiossincrática. Nem sempre é possível prever a forma como um doente individual irá responder e, por vezes, pode ser difícil definir com precisão o ponto final da sedação consciente e os pontos de partida da sedação profunda e da anestesia geral. Por conseguinte, os fármacos e as técnicas utilizados para a sedação consciente devem ter uma margem de segurança suficientemente ampla para tornar a perda de consciência altamente improvável. .[6]

Sedação ligeira:

>	Um estado induzido por drogas durante o qual os pacientes respondem normalmente a comandos verbais.

>	Embora a função cognitiva e a coordenação possam estar comprometidas, as funções ventilatória e cardiovascular não são afectadas. A função respiratória e cardiovascular não é afetada, o que raramente é adequado para procedimentos terapêuticos ou para a realização de procedimentos de diagnóstico.

>	A sedação mínima pode ser obtida com um sedativo oral isolado ou em combinação com óxido nitroso/oxigénio.[7]

Sedação/analgesia moderada:

>	Depressão da consciência induzida por medicamentos, durante a qual os doentes respondem propositadamente a comandos verbais, isoladamente ou acompanhados de uma leve estimulação tátil.

>	Não são necessárias intervenções para manter uma via aérea desobstruída e a ventilação espontânea é adequada.

>	A função cardiovascular é geralmente mantida.

>	Este nível de sedação era referido no passado como sedação consciente. A terminologia antiga é confusa e incorrecta e já não é utilizada.

Sedação profunda/ analgesia:

>	Depressão da consciência induzida por drogas, durante a qual os doentes não podem ser facilmente despertados, mas respondem propositadamente após estímulos repetidos ou dolorosos. A abstinência reflexa não é considerada intencional.

>	A capacidade de manter a função ventilatória de forma independente pode estar comprometida e pode exigir assistência para manter uma via aérea desobstruída.

>	A função cardiovascular é geralmente mantida.

Anestesia:

\> A anestesia geral é uma perda de consciência induzida por fármacos, durante a qual os doentes não são despertados, mesmo por estímulos dolorosos.

\> A capacidade de manter uma função ventilatória autónoma está frequentemente comprometida. Necessitam de assistência para manter as vias aéreas e a ventilação com pressão positiva é frequentemente necessária para manter uma troca gasosa adequada.

\> A função cardio-vascular pode também ser afetada.

Os pediatras europeus acrescentaram mais uma categoria, a da sedação dissociativa. Esta é definida como um estado cataléptico tipo transe induzido pelo agente dissociativo cetamina ou s-cetamina e caracterizado por analgesia e amnésia profundas com retenção dos reflexos protectores das vias respiratórias, respiração espontânea e estabilidade cardiopulmonar.

Level	Responsivness	Airways	Ventilation	Cardiovascular
Minimal	Normal	Not affected	Not affected	No change
Moderate	Purposeful response	Open	Adequate	Maintained
Deep	Repeated painful stimulus	May need assistance	Ventilation may be impaired	Usually maintained
General	No response/not easily aroused	Often needs assistance	Impaired/needs support	May be impaired

FACTORES FARMACOLÓGICOS QUE INFLUENCIAM A EFICÁCIA CLÍNICA DOS SEDATIVOS ORAIS

Existem vários factores que influenciam a absorção de medicamentos do trato gastrointestinal.[8]

1-Solubilidade lipídica

2-pH dos tecidos gástricos

3-Superfície da mucosa

4-Tempo de esvaziamento gástrico

5-Forma de dosagem do medicamento

6-Inativação de medicamentos

7-Presença de alimentos no estômago

8-Biodisponibilidade do medicamento

9-Efeito de "primeira passagem" hepática

ABSORÇÃO[2]

> A solubilidade lipídica do fármaco e o pH dos tecidos gástricos afectarão a absorção do fármaco a partir do trato gastrointestinal

> Os medicamentos ácidos são facilmente absorvidos pelo estômago

> A absorção primária de medicamentos básicos ocorre no intestino delgado e não no estômago

> Os fármacos absorvidos a partir do trato gastrointestinal são primeiro enviados para o fígado através do sistema porta hepático antes de entrarem na circulação geral

> Os medicamentos sofrem biotransformação no fígado

> O tempo necessário para que uma substância seja expelida do estômago é designado por tempo de esvaziamento gástrico

> Os líquidos, quando ingeridos isoladamente, necessitam de cerca de 90 minutos para serem eliminados e uma refeição mista de alimentos e líquidos necessita de cerca de 4 horas para chegar ao duodeno a um ritmo de 10 ml/minuto

> A presença de gordura no estômago atrasa significativamente o tempo de esvaziamento gástrico

> Por conseguinte, recomenda-se, como regra geral, que os medicamentos orais sejam tomados com um copo de água na ausência de alimentos

BIODISPONIBILIDADE[2]

> Dois comprimidos de fabricantes diferentes com a mesma dosagem do mesmo medicamento são considerados quimicamente equivalentes

> Se os níveis sanguíneos dos fármacos daí resultantes forem equivalentes, diz-se que são equivalentes do ponto de vista biológico e terapêutico, se forem igualmente eficazes do ponto de vista terapêutico

> Os fármacos que são quimicamente equivalentes não são necessariamente equivalentes do ponto de vista biológico ou terapêutico, sendo estas diferenças designadas por biodisponibilidade

> As diferenças na biodisponibilidade dos medicamentos são mais frequentemente observadas com as preparações orais

> As diferenças na absorção de fármacos quimicamente equivalentes estão relacionadas com as maiores diferenças no tamanho das partículas ou na forma dos cristais e com as taxas de desintegração e dissolução dos fármacos

> O início lento da atividade clínica dos medicamentos orais impede a sua titulação. A capacidade de titulação de um medicamento permite a individualização das dosagens de medicamentos para todos os doentes.

> Não é necessário que haja sub-sedação ou sobre-sedação quando a titulação é possível.

> A capacidade de titulação de um medicamento permite a individualização das dosagens do medicamento para todos os doentes. Quando a titulação é possível, não é necessário que ocorra sub-sedação ou sobre-sedação. A capacidade de titular um fármaco de acordo com o efeito clínico é um dos maiores factores de segurança na administração de fármacos

> Infelizmente, o período de latência de 30 minutos e o atraso de 60 minutos para o fármaco atingir o nível sanguíneo máximo impedem a titulação por via oral

> Deve ter-se o cuidado de evitar a subadministração ou a sobreadministração de medicamentos sedativos administrados por via oral.

> Outra desvantagem é a impossibilidade de aligeirar ou aprofundar o nível de sedação imediatamente

> Se o efeito do medicamento se revelar inadequado, pode ser administrada uma segunda dose; no entanto, serão necessários os mesmos factores temporais (30-60 minutos) para obter o benefício total do medicamento

> Por outro lado, se a dose inicial se revelar demasiado intensa, não existe um meio eficaz de a inverter.

> Esta falta de controlo sobre o medicamento prejudica seriamente a utilidade desta técnica num ambiente dentário ambulatório típico

> A duração da ação clínica da maioria dos medicamentos orais é de aproximadamente 3 a 4 horas.

> Para uma consulta dentária típica de uma hora, esta duração da ação é demasiado longa

> Infelizmente, porém, não existe nenhum método para inverter a ação clínica do medicamento

JUSTIFICAÇÃO DA UTILIZAÇÃO[2]

> Quando se comparam as vantagens e desvantagens da via oral, torna-se óbvio que há uma série de desvantagens significativas associadas à utilização desta técnica

> Estes factores combinam-se para produzir uma via de administração de medicamentos em que o

administrador tem pouco controlo sobre a ação clínica final do medicamento

> Esta falta de controlo sobre a ação do medicamento é uma fonte potencial de perigo sempre que um medicamento oral é administrado

> O potencial de sedação excessiva, depressão respiratória e perda de consciência deve ser sempre considerado quando a sedação oral é administrada

> O médico que prescreve ou administra medicamentos orais deve possuir um conhecimento profundo da ação dos medicamentos, das contra-indicações, dos efeitos secundários e das precauções

> O médico deve também ser capaz de reconhecer e gerir prontamente qualquer reação adversa que possa surgir

> Se forem necessários níveis mais profundos de sedação, deve ser considerada uma técnica de sedação mais controlável

DROGAS[19]

> Antes de discutir sobre os vários medicamentos para sedação oral, o clínico deve utilizar o máximo de informação disponível para tomar uma decisão informada relativamente à dose adequada a utilizar

> As informações de que o médico dispõe incluem a história clínica, a idade, o peso e as reacções medicamentosas anteriores do doente. Além disso, o médico deve determinar o grau de ansiedade presente e o nível de sedação pretendido

> Após consideração destes factores, é determinada uma dose de medicamento

> Um problema comum associado à utilização de doses recomendadas é o facto de estas conduzirem frequentemente a uma redução inadequada da ansiedade no contexto dentário ou cirúrgico. As bulas recomendam uma determinada dose de um medicamento para induzir a sedação ou o sono numa situação sem stress. A dose de fármaco que relaxaria eficazmente um indivíduo apreensivo em casa revelar-se-á provavelmente ineficaz quando lhe for adicionado o stress do ambiente do consultório dentário.

> Muitos medicamentos anti-ansiedade e sedativos-hipnóticos para administração oral são produzidos em 3 formas de dosagem. Ao selecionar uma dosagem para a redução do stress na prática dentária, estas 3 formas de dosagem do medicamento devem co-orelacionar-se com a curva em forma de "sino"

> A forma de dosagem intermédia é a dose média, produzindo resultados clinicamente eficazes em aproximadamente 70 % das pessoas que a recebem

> A forma de dose mais elevada destina-se a pessoas em que a dose mais pequena se revela ineficaz ou que apresentam um maior grau de ansiedade

> A forma de dosagem mais pequena destina-se a pessoas em que a dose média proporciona um efeito clínico demasiado intenso, a pessoas com menor grau de ansiedade, a idosos e a doentes debilitados

> O stress acrescido associado ao tratamento dentário ou cirúrgico aumentará a percentagem de doentes

que necessitam de doses maiores do que as habituais para uma gestão adequada dos seus medos relacionados com o tratamento

> Por conseguinte, existe uma grande variabilidade nas doses necessárias para produzir um resultado clínico satisfatório

> As técnicas que permitem a titulação progressiva da dose até um ponto final clínico são muito mais preferíveis do que as técnicas de dose fixa

> O Dr. Ronald Johnson introduziu o conceito de "titulação por consulta", em que os medicamentos orais devem ser utilizados em várias consultas. Esta técnica avalia a eficácia da sedação obtida na primeira consulta com uma determinada dosagem de medicamento e, se necessário, aumenta ou diminui a dosagem do medicamento

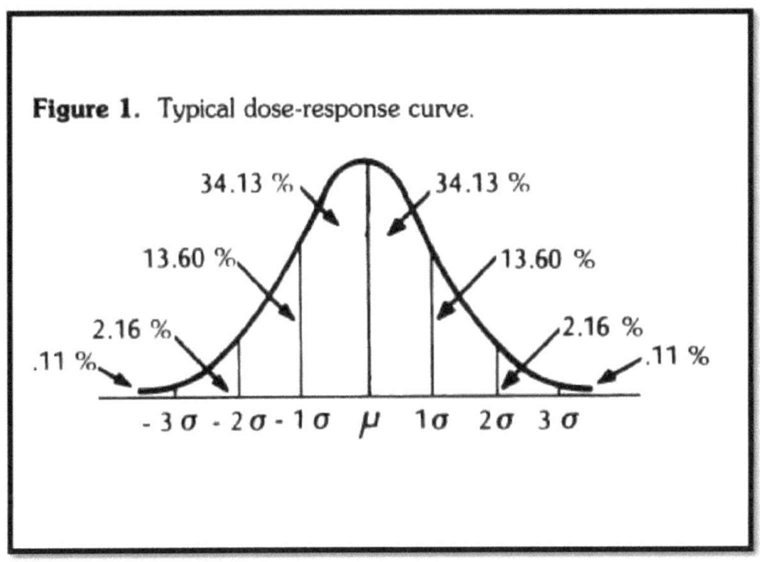

ORIENTAÇÕES PARA O ACOMPANHAMENTO E GESTÃO DE DOENTES PEDIÁTRICOS

ORIENTAÇÕES GERAIS.[12]

Candidatos

> Os doentes das classes I e II da ASA são considerados candidatos adequados para sedação mínima, moderada ou profunda

> As crianças nas classes III e IV da ASA, as crianças com necessidades especiais e as crianças com anomalias anatómicas das vias respiratórias ou hipertrofia amigdalina extrema apresentam problemas que requerem uma consideração adicional e individual, particularmente para sedação moderada e profunda. Os profissionais são incentivados a consultar os subespecialistas apropriados e/ou um anestesista para pacientes com risco aumentado de sofrer eventos adversos de sedação devido às suas condições médicas/cirúrgicas subjacentes.

Pessoa responsável

> O doente pediátrico deve ser acompanhado de e para a unidade de tratamento por um dos pais, tutor legal ou outra pessoa responsável

> Se o transporte for efectuado apenas por um adulto, é preferível que dois ou mais adultos acompanhem as crianças que ainda se encontram nas cadeiras de segurança dos automóveis.

Instalações

> O médico que usa sedação deve ter instalações, pessoal e equipamento imediatamente disponíveis para gerir situações de emergência e salvamento.

Serviços de emergência de reserva

> Deve ser claramente identificado um protocolo de acesso aos serviços de emergência de apoio, com uma descrição dos procedimentos necessários para uma utilização imediata.

Instalações não hospitalares

> Deve ser estabelecido e mantido o acesso imediato à superfície da ambulância e a ativação imediata do sistema EMS para complicações que ponham em risco a vida

> É da responsabilidade dos profissionais prestar socorro inicial na gestão de complicações potencialmente fatais

Equipamento de monitorização e salvamento no local

> O estojo de emergência deve estar imediatamente acessível. O kit deve conter o equipamento necessário para fornecer os medicamentos e o equipamento adequados à idade e ao tamanho da criança para a reanimação de uma criança inconsciente e sem respiração

> O conteúdo do kit deve permitir a prestação de suporte contínuo de vida enquanto o doente está a ser transportado para uma instalação médica ou para outra área dentro de uma instalação médica.

> Todos os equipamentos e medicamentos devem ser verificados e mantidos numa base programada Os dispositivos de monitorização, tais como a máquina de eletrocardiografia (ECG), os oxímetros de pulso, os monitores de dióxido de carbono de extremidade e os desfibrilhadores devem ser verificados regularmente quanto à sua segurança e funcionamento, conforme exigido pela regulamentação local ou estatal.

DOCUMENTAÇÃO ANTES DA SEDAÇÃO

1-Consentimento informado-

O registo do doente deve documentar que foi obtido o consentimento informado adequado de acordo com os requisitos locais, estatais e institucionais

2-O médico deve fornecer instruções verbais e/ou escritas à pessoa responsável. As informações devem incluir os objectivos da sedação e as alterações de comportamento previstas durante e após a sedação.

Devem ser dadas instruções especiais ao adulto responsável pelos bebés e crianças de tenra idade que serão transportados para casa num assento de segurança para automóvel quanto à necessidade de observar cuidadosamente a posição da cabeça da criança, de modo a evitar a obstrução das vias respiratórias.

O transporte no assento de segurança do automóvel representa um risco particular para os bebés que receberam medicamentos conhecidos por terem uma semi-vida longa

Deve ser considerado um período de observação mais longo se a capacidade da pessoa responsável para observar a criança for limitada (por exemplo, apenas um adulto que também tem de conduzir).

Outra indicação para uma observação prolongada seria uma criança com um problema anatómico das vias respiratórias ou uma doença grave subjacente.

Deve ser fornecido a todos os doentes e respectivas famílias um número de telefone de 24 horas do médico ou dos seus colaboradores. As instruções devem incluir limitações de actividades e precauções dietéticas adequadas.

Precauções alimentares

Os agentes utilizados para sedação têm o potencial de prejudicar os reflexos protectores das vias aéreas, particularmente durante a sedação profunda.

Embora rara, a aspiração pulmonar pode ocorrer se a criança regurgitar e não conseguir proteger as suas vias respiratórias.

Por conseguinte, é prudente que, antes da sedação, o médico avalie a ingestão anterior de alimentos e líquidos.

Para procedimentos de emergência em crianças que não estão em jejum, os riscos da sedação e a possibilidade de aspiração devem ser ponderados em relação aos benefícios de realizar o procedimento rapidamente *Antes da sedação electiva*

As crianças que recebem sedação para procedimentos electivos devem geralmente seguir as mesmas orientações de jejum que antes da anestesia geral

É permitido tomar os medicamentos necessários de rotina com um gole de água no dia da intervenção.

Para o paciente de emergência

O médico deve sempre equilibrar os possíveis riscos de sedar pacientes não jejuados com os benefícios e a necessidade de concluir o procedimento. Nesta circunstância, a utilização de sedação deve ser precedida de uma avaliação da ingestão de alimentos e líquidos.

Quando se perdem os reflexos protectores das vias aéreas, o conteúdo gástrico pode ser regurgitado para as vias aéreas. Por conseguinte, os doentes com antecedentes de ingestão oral recente ou com outros factores de risco conhecidos, tais como traumatismo, diminuição do nível de consciência, obesidade extrema, gravidez ou disfunção da motilidade intestinal, requerem uma avaliação cuidadosa antes da administração de sedativos.

Quando o jejum adequado não tiver sido assegurado, os riscos acrescidos da sedação devem ser cuidadosamente ponderados em relação aos seus benefícios, devendo ser utilizada a sedação mais ligeira e eficaz. Pode ser preferível a utilização de agentes com menor risco de deprimir os reflexos protectores das vias aéreas. Alguns doentes em situação de emergência que requerem sedação profunda podem necessitar de proteção das vias aéreas antes da sedação.

Table 1. APPROPRIATE INTAKE OF FOOD AND LIQUIDS BEFORE ELECTIVE SEDATION*	
Ingested material	Minimum fasting period (h)
Clear liquids: water, fruit juices without pulp, carbonated beverages, clear tea, black coffee	2
Breast milk	4
Infant formula	6
Nonhuman milk: because nonhuman milk is similar to solids in gastric emptying time, the amount ingested must be considered when determining an appropriate fasting period	6
Light meal: a light meal typically consists of toast and clear liquids. Meals that include fried or fatty foods or meat may prolong gastric emptying time. Both the amount and type of foods ingested must be considered when determining an appropriate fasting period.	6

UTILIZAÇÃO DE DISPOSITIVOS DE IMOBILIZAÇÃO

Os dispositivos de imobilização, como as pranchas de papoose, devem ser aplicados de forma a evitar a obstrução das vias respiratórias ou a restrição torácica.

A posição da cabeça da criança e as excursões respiratórias devem ser verificadas frequentemente para garantir a permeabilidade das vias respiratórias.

Se for utilizado um dispositivo de imobilização, uma mão ou um pé deve ser mantido exposto e a criança nunca deve ser deixada sem vigilância.

Se forem administrados medicamentos sedativos em conjunto com um dispositivo de imobilização, a monitorização deve ser utilizada a um nível consistente com o nível de sedação alcançado.

DOCUMENTAÇÃO NO MOMENTO DA SEDAÇÃO

• Deve ser efectuada uma avaliação de saúde por um profissional devidamente licenciado e revista pela equipa de sedação na altura do tratamento para detetar possíveis alterações de intervalo.

• O objetivo desta avaliação é documentar o estado inicial, mas também determinar se os doentes apresentam factores de risco específicos que possam justificar uma consulta adicional antes da sedação.

• Esta avaliação também permite excluir os doentes cuja sedação exigirá competências mais avançadas de gestão das vias aéreas ou do sistema cardiovascular ou alterações nas doses ou tipos de medicamentos utilizados para a sedação do procedimento.

A avaliação da saúde deve incluir:

• Idade e peso.

• A história clínica deve incluir :

1) Alergias e reacções alérgicas ou adversas a medicamentos anteriores,

2) Historial de medicação/droga, incluindo dosagem, hora, via e local de administração de medicamentos sujeitos a receita médica, de venda livre, à base de plantas ou ilícitos,

3) Doenças relevantes, anomalias físicas e deficiências neurológicas que possam aumentar o potencial de obstrução das vias respiratórias, tais como antecedentes de ressonar ou apneia obstrutiva do sono

4) Estado de gravidez

5) Um resumo das hospitalizações anteriores relevantes

6) Historial de sedação ou anestesia geral e quaisquer complicações ou reacções inesperadas, e

7) História familiar relevante, particularmente relacionada com a anestesia.

• Revisão dos sistemas com especial atenção para as anomalias da função cardíaca, pulmonar, renal ou hepática que possam alterar as respostas esperadas da criança aos medicamentos sedativos/analgésicos.

• Sinais vitais, incluindo a frequência cardíaca, a tensão arterial, a frequência respiratória e a temperatura (no caso de algumas crianças muito perturbadas ou que não colaboram, isto pode não ser possível, devendo ser redigida uma nota para documentar esta ocorrência).

• Exame físico, incluindo uma avaliação específica das vias respiratórias (hipertrofia das amígdalas, anatomia anormal, por exemplo, hipoplasia mandibular) para determinar se existe um risco acrescido de obstrução das vias respiratórias

• Avaliação do estado físico [classificação ASA]

• Nome, morada e número de telefone do médico de família da criança

PARA PACIENTES HOSPITALIZADOS,

O registo hospitalar atual pode ser suficiente para documentar adequadamente o estado de saúde atual; no entanto, deve ser redigida uma breve nota a documentar que o registo foi revisto, que foram observados resultados positivos e que foi formulado um plano de tratamento. Se o estado clínico ou de emergência do doente não permitir a obtenção de informações completas antes da sedação, esta avaliação do estado de saúde deve ser obtida logo que possível.

2. PRESCRIÇÕES.

Quando são utilizadas receitas médicas para a sedação, uma cópia da receita ou uma nota descrevendo o conteúdo da receita deve constar do processo do doente, juntamente com uma descrição das instruções dadas à pessoa responsável.

Os medicamentos sujeitos a receita médica destinados a sedar os procedimentos não devem ser administrados sem a supervisão direta de pessoal médico qualificado.

A administração de medicamentos sedativos em casa representa um risco inaceitável, particularmente para bebés e crianças em idade pré-escolar que viajam em cadeiras de segurança para automóveis.

DOCUMENTAÇÃO DURANTE O TRATAMENTO

O processo do doente deve conter um registo baseado no tempo que inclua o nome, a via, o local, a hora, a dosagem e o efeito no doente dos medicamentos administrados.

Antes da sedação, deve ser efectuado um "time out" para confirmar o nome do doente, o procedimento a realizar e o local do procedimento.

Antes da administração dos medicamentos, deve ser dada especial atenção ao cálculo da dosagem (ou seja, mg/kg).

O processo do paciente deve conter documentação, no momento do tratamento, de que o nível de consciência e a capacidade de resposta do paciente, a frequência cardíaca, a pressão arterial, a frequência respiratória e a saturação de oxigénio foram monitorizados até o paciente atingir os critérios de alta pré-determinados.

DOCUMENTAÇÃO APÓS O TRATAMENTO

A hora e o estado da criança no momento da alta da área ou instalação de tratamento devem ser documentados;

Isto deve incluir documentação que comprove que os níveis de consciência da criança e a saturação de oxigénio no ar ambiente voltaram a um estado seguro para a alta, segundo critérios reconhecidos

Como se sabe que alguns medicamentos sedativos têm uma semivida longa e podem atrasar o regresso completo do doente à situação inicial ou apresentar o risco de ressedação, alguns doentes podem beneficiar de um período mais longo de observação menos intensa (por exemplo, uma área de observação mais reduzida) antes de receberem alta da supervisão médica.

Foram concebidas e validadas várias escalas para avaliar a recuperação.

Um instrumento de avaliação simples e recentemente descrito pode ser a capacidade do lactente ou da criança de permanecer acordado durante pelo menos 20 minutos quando colocado num ambiente calmo

Critérios de descarga recomendados

1. A função cardiovascular e a permeabilidade das vias aéreas são satisfatórias e estáveis.

2. O doente está facilmente desperto e os reflexos de proteção estão intactos.

3. O doente pode falar (se a idade for adequada).

4. O doente pode sentar-se sem ajuda (se a idade for adequada).

5. No caso de uma criança muito jovem ou deficiente incapaz de dar as respostas normalmente esperadas, deve ser atingido o nível de reatividade previsto ou um nível tão próximo quanto possível do nível normal para essa criança.

6. O estado de hidratação é adequado.

REGIMES DE SEDAÇÃO ORAL

SL NÃO	REGIME
1	MIDAZOLAM
2	HIDRATO DE CLORAL
3	DIAZEPAM
4	KETAMINA
5	HIDRATO DE CLORAL E HIDROXIZINA
6	HIDRATO DE CLORAL, HIDROXIZINA E MEPERIDINA
7	MIDAZOLAM E CETAMINA
8	HIDROXIZINA
9	MEPERIDINA E PROMETAZINA
10	HIDRATO DE CLORAL E PROMETAZINA
11	MEPERIDINA
12	TRIAZOLAM
13	TEMAZEPAM
41	MIDAZOLAM E FENTANIL
15	TRICLOFOS
16	FLUNITRAZEPAM
17	TRIMEPRAZINA E METADONA
18	PROMETHAZINA
19	MEPERIDINA E HIDROXIZINA
20	MIDAZOLAM E SULFENTANIL
21	ALFAPRODINA E PROMETAZINA
22	CLORMEZANONA
23	DIAZEPAM, SUPROFEN E FENTANIL
24	HIDROXIZINA E DIAZEPAM
25	HIDROXIZINA E METACLOPRAMIDA
26	CETAMINA, MEPERIDINA E PROMETAZINA
27	LORAZEPAM
28	MELATONINA
29	MIDAZOLAM E HIDROXIZINA
30	MIDAZOLAM, MEPERIDINA E HIDROXIZINA
31	MIDAZOLAM E NALBUFINA

SEDATIVOS-HIPNÓTICOS

Fármacos que produzem sedação ou hipnose, dependendo da dosagem do fármaco administrado e da reação do doente ao mesmo. As doses mais baixas destes medicamentos produzem um efeito calmante (sedação), geralmente associado a um certo grau de sonolência e de descoordenação motora (ataxia)

Enquanto as doses mais elevadas produzem hipnose (um estado semelhante ao sono)

Os hipnóticos sedativos dividem-se geralmente em dois grupos: os barbitúricos e os sedativos-hipnóticos não barbitúricos.

ÁLCOOL ETÍLICO

Em 1923, Niels Bjorn Jorgensen, considerado por muitos como o pai da sedação em medicina dentária, utilizou pela primeira vez o álcool medicinal no tratamento de pacientes adultos com medo.[15]

Jorgensen administrou 4 oz de álcool medicinal com excelentes resultados

McCarthy e Hayden fizeram uma revisão da história e apresentaram um protótipo para a sua utilização como sedativo em medicina dentária

O uso de álcool não está contraindicado em odontopediatria; no entanto, são necessárias precauções e cuidados especiais para evitar reacções hipoglicémicas induzidas pelo álcool.[17]

Doses recomendadas de álcool etílico

Peso em libras	Primeira marcação	Nomeações subsequentes
100	30ml	45ml
140	30ml	60ml
180	60ml	90ml
220	60ml	90ml

J Para minimizar a possibilidade de gastrites, a dose de álcool deve ser diluída duas vezes, por exemplo, 2 onças de veículo (sumo) para 1 onça de álcool.[17]

J O doente não deve ter consumido álcool nas 12 horas anteriores, com um consumo máximo de 6 onças de bebidas espirituosas destiladas nas últimas 24 horas

J Outros medicamentos depressores do SNC não devem ser utilizados juntamente com o álcool, a fim de evitar interações medicamentosas eventualmente indesejáveis.[19]

J Cerca de 20 minutos antes do início do tratamento, o álcool é administrado ao paciente no consultório dentário

J Os níveis sanguíneos máximos são atingidos dentro de 20 a 30 minutos após a ingestão de uma dose única com o estômago vazio

J A duração média da sedação clínica é de 60 minutos, embora um certo grau de sedação persista durante mais 10 a 20 minutos

J Na maioria dos casos, o doente pode ser dispensado cerca de 80 minutos após a administração do álcool

Contra-indicações

J A utilização de álcool como sedativo está contra-indicada em doentes que não tenham tido qualquer experiência social com o mesmo, que sejam intolerantes ao álcool, que tenham aversão ao álcool por razões pessoais ou religiosas, que tenham antecedentes de hipoglicemia induzida pelo álcool ou de hipoglicemia causada por diabetes mellitus ou desnutrição, que tenham doença hepática ou que tenham antecedentes de abuso de álcool

J O uso de álcool deve ser evitado em pessoas que estejam a tomar outros depressores do SNC

J Quando administrado com instruções adequadas e em doses corretas, praticamente não existem efeitos secundários.

BARBITURADOS

> Os barbitúricos representaram os primeiros medicamentos verdadeiramente eficazes para o tratamento da ansiedade que foram e continuam a ser amplamente prescritos

> Os barbitúricos são depressores generalizados do SNC, deprimindo o córtex cerebral, o sistema límbico e o sistema reticular ativador a níveis sanguíneos terapêuticos

> Estas acções produzem uma redução do nível de ansiedade, uma diminuição da acuidade mental e um estado de sonolência.

> Em doses mais elevadas, ocorre depressão da medula, levando a depressão respiratória e depressão do CVS.[20]

> Os barbitúricos são capazes de produzir qualquer nível de depressão do SNC, desde uma sedação ligeira até à hipnose, anestesia geral, coma e morte.

Farmacologia

Sistema nervoso central

O sistema ativador reticular ascendente é importante na manutenção do sono e da vigília. A principal ação dos barbitúricos consiste em exercer um efeito depressor sobre este sistema

Os barbitúricos exercem normalmente um efeito clínico que excede a duração clínica prevista do medicamento.[21]

Por exemplo, uma dose oral de secobarbital pode produzir um efeito sedativo durante apenas 3 a 4 horas, mas pode haver um efeito subtil de ressaca, que consiste numa alteração do humor, sonolência e perturbação da capacidade de julgamento, que pode persistir durante muitas horas

Os barbitúricos não têm propriedades analgésicas. Os doentes que recebem estímulos nocivos depois de terem recebido barbitúricos para sedação, muitas vezes hiper-reagirão ao estímulo.[23]

Os doentes com dores que tomam barbitúricos podem ficar excitados, agitados e até disfóricos

O controlo eficaz da dor deve ser assegurado sempre que são utilizados barbitúricos e, se tal não for possível, devem ser utilizados outros fármacos sedativos em seu lugar.

Sistema respiratório

Os barbitúricos são depressores respiratórios

Em doses sedativas, o efeito sobre a respiração é pouco percetível; contudo, em níveis hipnóticos ou superiores, há uma depressão progressiva da respiração

Sistema cardiovascular

S Em doses normalmente utilizadas por via oral para sedação ou hipnose, os barbitúricos não apresentam um efeito CVS significativo

Fígado

S Na gama de dosagem terapêutica, os barbitúricos não afectam a função hepática normal

J Contudo, em doentes hipersensíveis aos barbitúricos, podem desenvolver-se lesões hepáticas graves com doses terapêuticas

J O uso prolongado de barbitúricos produz um aumento não específico da atividade do sistema enzimático microssomal hepático.

J O aumento resultante dos níveis desta enzima provoca um aumento da taxa de metabolização de muitos medicamentos

Ex: os barbitúricos encurtam o tempo de protrombina dos doentes que recebem anticoagulantes

J Um dos efeitos secundários mais perigosos produzidos pela ação dos barbitúricos no fígado é a sua incapacidade de aumentar a síntese da porfirina.[26]

J Em doentes que sofrem de porfiria aguda intermitente, os barbitúricos podem precipitar um episódio de dor abdominal aguda, desmielinização dos nervos, paralisia e morte

J Encerramento da atividade clínica

J A redistribuição do fármaco, a biotransformação e a excreção renal são os processos responsáveis pela cessação da atividade clínica dos barbitúricos

BENZODIAZEPINAS

J Incluem alguns medicamentos que são classificados como sedativos-hipnóticos e outros são classificados como agentes anti-ansiedade.

J Todas as benzodiazepinas têm, em certa medida, efeitos hipnóticos; no entanto, a incidência de efeitos secundários e a duração da ação de alguns destes medicamentos impedem a sua utilização neste domínio

J 5 As benzodiazepinas foram objeto de grande atenção como sedativos-hipnóticos: Flurazepam, temazepam, triazolam, lorazepam e nitrazepam.

MECANISMO DE ACÇÃO

Acções e efeitos

J Os efeitos terapêuticos das benzodiazepinas são atribuídos à sua capacidade de potenciar as influências inibitórias do GABA.[29]

J O GABA é o principal neurotransmissor inibitório no cérebro dos mamíferos. Existem 3 subtipos principais de receptores GABA designados GABAA, GABAB e GABAC, mas apenas o recetor GABAA regula os canais de iões cloreto nos neurónios do cérebro e é o alvo de muitos sedativos e anestésicos gerais.[30]

J O recetor GABAA é, na realidade, uma proteína complexa que forma canais de iões cloreto que se encontram nas membranas das células neuronais. Após a sua libertação neuronal, o GABA liga-se a este recetor nos neurónios adjacentes, abrindo o canal para a entrada de iões cloreto na célula. O influxo de iões negativos hiperpolariza o neurónio, tornando-o menos sensível aos sinais excitatórios.

J A proteína que contém o recetor GABAA é vasta e composta por muitas subunidades, das quais as subunidades alfa, beta e gama são as mais definidas. Estão ainda divididas em famílias de subunidades designadas por subscritos numéricos, por exemplo, a1^6 ou b1^3. Estas várias subunidades são locais de ligação para várias classes de fármacos que actuam como depressores do SNC e, por esta razão, são designadas como os seus receptores, por exemplo, receptores de benzodiazepinas (BZ).[31]

J Infelizmente, a nomenclatura relativa a este conceito é confusa porque as referências identificam frequentemente várias classes de fármacos como agonistas do recetor GABAA, quando, na realidade, cada uma delas se liga a sítios diferentes do complexo. Por exemplo, o flumazenil é um antagonista apenas dos receptores de benzodiazepinas e não reverte as influências do GABA ou de classes de fármacos que se ligam a sítios alternativos no complexo.

J As benzodiazepinas ligam-se a várias subunidades alfa do complexo recetor GABAA. Isto não resulta na abertura do canal de iões cloreto, mas potencia a abertura em resposta ao GABA. O GABA desencadeia uma explosão de aberturas do canal e estas explosões aumentam em número se forem activados simultaneamente sítios receptores adicionais pelas benzodiazepinas.

[J] É significativo que, por si só, as benzodiazepinas sejam incapazes de abrir canais de iões cloreto; limitam-se a aumentar a resposta do ionóforo (canal) ao GABA.[32]

J Outros sedativos, como o propofol ou os barbitúricos, são capazes de se ligar a outros locais e abrir o canal independentemente do GABA.

J Esta diferença oferece uma explicação para a relativa segurança das benzodiazepinas. A intensidade do seu efeito é, em última análise, determinada por uma quantidade limitada de GABA, o neurotransmissor endógeno normal do cérebro.

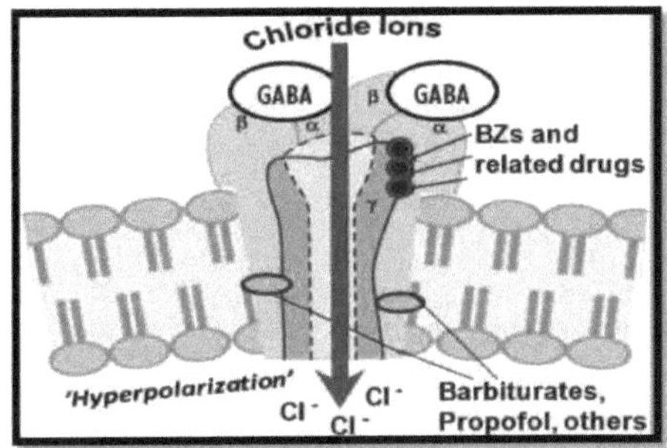

S As benzodiazepinas actuam preferencialmente na formação reticular ascendente do mesencéfalo (que mantém a vigília) e no sistema límbico (pensamento e função mental)

S As benzodiazepinas actuam aumentando a inibição pré-sináptica/pós-sináptica através de um recetor BZD específico que é parte integrante do complexo de canais -cl- do recetor GABAA

S A curva da dose efectiva e a curva da dose letal para as benzodiazepinas estão separadas por uma margem muito grande.

S Mesmo as doses elevadas necessárias para os nossos doentes "hipo-responsivos" não são susceptíveis de passar para a curva da dose letal.

A segurança e a eficácia sedativa das numerosas formulações de benzodiazepinas são praticamente idênticas. As diferenças individuais no início e na duração dos efeitos clínicos devem-se ao perfil farmacocinético único de cada medicamento

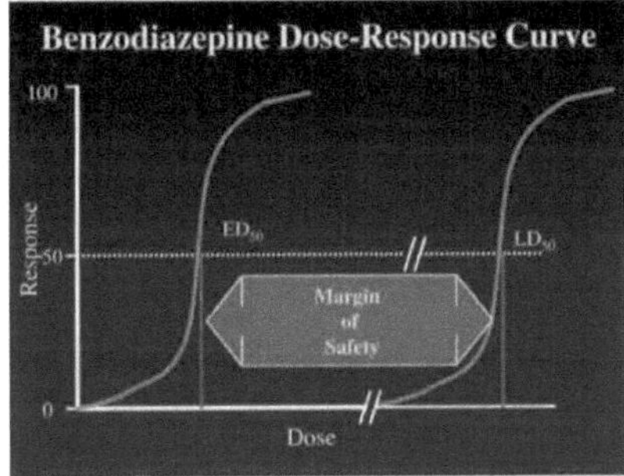

MIDAZOLAM

S Dose oral pediátrica - 0,2mg/kg a 0,4mg/kg a 0,5mg/kg a o,75mg/kg a 1mg/kg.

S **Biodisponibilidade** - biodisponibilidade limitada de 15% a 27%.[33]

S Início da ação - Início rápido com pico de ação em 30 minutos

S Duração da ação - meia-vida de eliminação de 1-4 horas.

S Mecanismo de ação - O midazolam é metabolizado pelo citocromo P450, transformando-se no metabolito alfa1-hidroximidazolam. Os efeitos terapêuticos e adversos do midazolam devem-se ao seu efeito sobre os receptores GABAA. O midazolam aumenta o efeito do neurotransmissor GABA sobre o recetor GABAA (frequência de abertura dos canais Cl-, resultando em inibição neural).[34]

S Propriedades - ansiolíticas, amnésticas, hipnóticas, anticonsulvantes, relaxantes musculares esqueléticas e sedativas.

S A utilidade do midazolam está geralmente limitada a procedimentos de curta duração, inferiores a 10-15 minutos.[35]

S Limitação - Fraca profundidade de sedação, analgesia fraca, depressão respiratória e curta duração de ação.

o Disponibilidade-

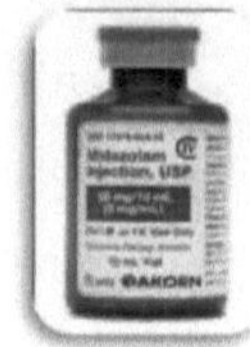
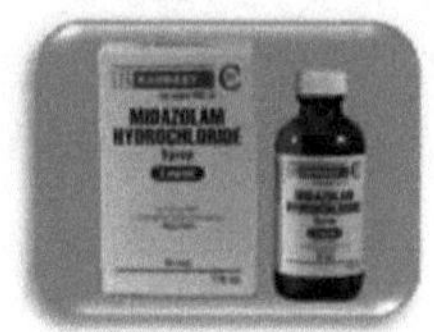

DIAZEPAM

S O diazepam é frequentemente considerado a benzodiazepina prototípica e o "avô" desta classe de medicamentos; está disponível há mais de 42 anos e continua a ser amplamente utilizado. [2]

S Início de ação - início de ação rápido, geralmente em 20-40 minutos (devido à sua elevada lipofilicidade).[2]

S Níveis plasmáticos máximos -1-2 horas após a administração oral.[2]

S Biodisponibilidade - 100%.

S Doses- O diazepam não é recomendado para crianças com menos de 6 anos de idade

1-12 anos: 0,2-0,3mg/kg por via oral 45 a 60 minutos antes do procedimento, até um máximo de 10 mg.

13-18 anos-5mg por via oral 45-60 minutos antes do procedimento

Meia-vida - A longa meia-vida de eliminação do diazepam (20-80 horas) deve-se a uma série de metabolitos activos (desmetildiazepam e oxazepam), o que contribui para a sonolência diurna e a "ressaca

S Farmacocinética - O diazepam sofre metabolismo hepático por redução oxidativa e tanto a molécula-mãe como os metabolitos activos são particularmente influenciados pelo envelhecimento, disfunção hepática e interações medicamentosas.

Dadas estas deficiências, a utilização de diazepam para sedação oral foi largamente suplantada por melhores alternativas de benzodiazepinas.[37]

S Disponibilidade-Valium (Roche): Comprimidos de 2 mg, 5 mg e 10 mg e como valrelease em cápsulas de 15 mg

J Diazepam também está disponível genericamente

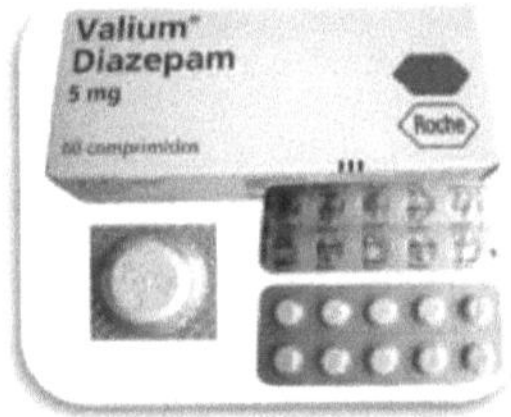

LORAZEPAM (ATIVAN)

J Dose - As doses habituais para adultos em doentes com sedação dentária podem variar entre 0,5 mg e 4 mg, dependendo dos critérios do doente e do procedimento

J Biodisponibilidade-83 a 100% com níveis plasmáticos máximos ocorrendo 1-2 horas após a administração.

J Início da ação - ocorre em 60 minutos

J Pharmacokinetics-Lorazepam é considerado uma benzodiazepina de ação intermédia, dada a sua semi-vida de eliminação de aproximadamente 10-20 horas. No entanto, este sistema de classificação é, de facto, enganador. Apesar de uma semi-vida mais curta do que a do diazepam, o efeito sedativo real é geralmente mais longo porque tem uma solubilidade lipídica mais baixa, o que atrasa a sua redistribuição do cérebro.

J O lorazepam sofre metabolismo hepático de fase II através da conjugação de glucuronídeos em metabolitos inactivos que são rapidamente excretados através dos rins, em vez do metabolismo hepático de fase I, que é afetado pela concorrência do sistema enzimático do citocromo P450, resultando frequentemente em metabolitos activos.

J O lorazepam é, por conseguinte, menos afetado por variáveis como a idade avançada, a disfunção hepática ou as interações medicamentosas.

Contra-indicações[6]

O lorazepam está contraindicado em doentes com sensibilidade conhecida às benzodiazepinas e com glaucoma de ângulo estreito

J Advertências - Não recomendado para pacientes com perturbação depressiva primária ou psicose

J Disponibilidade-Ativan(wyeth) : Comprimidos de 0,5, 1 e 2 mg

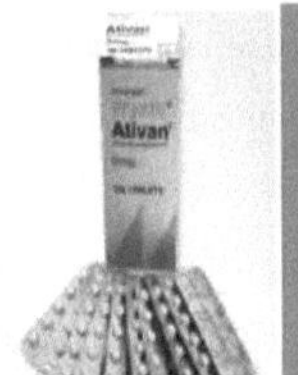

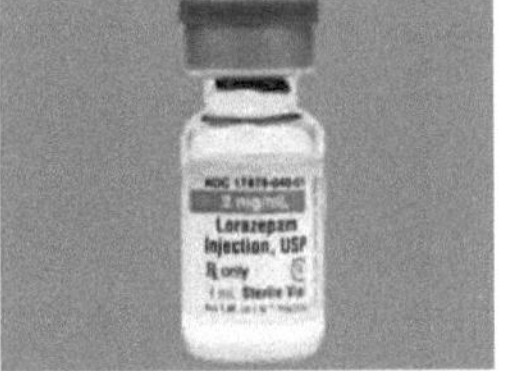

TRIAZOLAM (HALCION)

S O triazolam é uma benzodiazepina de ação curta com um perfil farmacocinético favorável à sedação oral.

Dose S - 0,125 mg a 0,5 mg.[38]

S Início da ação - Dentro de 30 minutos

S Nível plasmático de pico - 75 minutos a 1,25 horas

S Meia-vida de eliminação-3 horas

S Biodisponibilidade-44%

S Farmacocinética O triazolam não tem metabolitos principais activos. É metabolizado por redução oxidativa através do sistema hepático do citocromo P450 3A4 e, tal como o diazepam, pode ser influenciado pelo envelhecimento, disfunção hepática e interações medicamentosas

S Além disso, devido à ampla margem de segurança inerente às benzodiazepinas, o triazolam pode ser administrado com segurança a doentes dentários com a expetativa de ansiólise e de uma maior aceitação dos procedimentos dentários.[39]

TEMAZEPAM

S Tempo de início - 20 a 30 minutos

S Níveis plasmáticos máximos -2 a 3 horas

S Tempo médio de semi-vida plasmática - 10 horas

OS AGONISTAS GABA NÃO BENZODIAZEPÍNICOS

Embora as benzodiazepinas tenham sido apresentadas como agentes sedativos ideais, o complexo recetor GABAA tem muitas subunidades que constituem a estrutura macromolecular. O recetor GABAA é composto por 5 subunidades, pensando-se que os receptores _1, _2, _3 e _5 funcionam como sítios receptores de BZ e medeiam os efeitos clínicos das benzodiazepinas, incluindo efeitos sedativos, relaxantes musculares, anti-convulsivos, amnésicos e ansiolíticos. No entanto, a interação não selectiva entre as benzodiazepinas e todas as subunidades GABA pode contribuir para os efeitos adversos do medicamento, como a sedação diurna residual, o comprometimento cognitivo, a insónia de retorno e o risco de abuso.[40]

À medida que a investigação continua a clarificar estas subunidades de receptores, serão desenvolvidos novos agonistas que actuam de forma mais selectiva.

Os chamados hipnóticos "não benzodiazepínicos" são o produto deste objetivo, mas as estratégias de marketing estão atualmente muito à frente da confirmação científica real. Estes agentes são quimicamente distintos das benzodiazepinas.[42]

Isto permite classificá-los separadamente e separá-los das percepções negativas associadas às benzodiazepinas.

No entanto, são agonistas dos receptores BZ e os seus efeitos e perfis clínicos são indistinguíveis dos das benzodiazepinas. Além disso, os seus efeitos podem ser revertidos com o antagonista das benzodiazepinas, o flumazenil. Em geral, alega-se que têm alguma seletividade para a subunidade _1 (recetor BZ1) acima descrita, o que supostamente reduz o seu potencial de perturbação cognitiva e abuso.

HIDRATO DE CLORAL

J Dose- Foi utilizada uma vasta gama de doses por via oral de 5-15mg/kg, 50-100mg/kg, 2501000mg, 750-2000mg.[43]

J Vantagem - efeito mínimo na respiração

J Início da ação - efeito de pico de cerca de 60 minutos ou mais

J Desvantagens-Sabor amargo

J Tempo de início - 15 minutos

J Meia-vida de eliminação - 2 horas.[44]

J A Academia Americana de Pediatria autorizou o medicamento porque as provas para rotular este agente como mutagénico/carcinogénico são insuficientes

J Países como a França proibiram esta droga

J Apesar de ser amplamente utilizado na agenda, a eficácia deste medicamento como medicação periopoeratória para procedimentos dentários não foi claramente demonstrada e a dose ideal e a combinação de medicamentos ainda são desconhecidas.[45]

J Pharmacokinetics:

O hidrato de cloral é rápida e extensivamente metabolizado no fígado e nos eritrócitos pela álcool desidrogenase, transformando-se no seu principal metabolito ativo, o tricloroetanol. Uma pequena quantidade de hidrato de cloral e uma porção maior de tricloroetanol são oxidadas a um metabolito menor e menos ativo, o ácido tricloroacético, no fígado e nos rins. Este metabolito é excretado na urina e na bílis, juntamente com o tricloroetanol na forma livre ou conjugada.[46]

A semi-vida média do tricloroetanol em adultos é de 8 horas, variando de 4 a 12 horas.

A semi-vida é prolongada em crianças (10 horas), recém-nascidos prematuros (37 horas) e recém-nascidos de termo (28 horas). O tricloroetanol está 70 a 80% ligado às proteínas plasmáticas e distribui-se amplamente por todos os tecidos do corpo, incluindo o LCR, o leite materno e a placenta. [47]

J O pico de concentração do hidrato de cloral após a administração é aos 20-60 minutos

TRICLOFOS

> O triclofos oral, uma forma estabilizada de hidrato de cloral, é um medicamento sedativo-hipnótico mais antigo. É mais palatável do que o hidrato de cloral. O triclofos tem sido utilizado como sedativo em procedimentos de curta duração, mas não foi amplamente estudado como pré-medicamento.

> A solução oral é bem absorvida, revela-se eficaz em 30-40 minutos e produz hipnose durante 6-8 horas em doses de 25-75 mg/kg.

BLOQUEADORES DA HISTAMINA (H1)

> Hidroxizina (Atarax, Vistaril)

> Em odontopediatria, a dose oral é de 1,1 a 2,2 mg/kg quando utilizada como agente único para o controlo da ansiedade

> Xarope-0,5mg/kg.[38]

> Quando administrada em conjunto com outros depressores do SNC, como a meperidina ou o hidrato de cloral, a dose de hidroxizina deve ser reduzida em 50%

> as doses para adultos variam entre 50 mg e 100 mg

> início de ação -15 a 30 minutos.

> Pico do nível plasmático - O efeito máximo é atingido após aproximadamente 2 horas e o efeito do medicamento diminui após 3-4 horas.

> Disponibilidade- Cloridrato de hidroxizina -Atarax(Roeirig): Comprimidos de 10, 25, 50 e 100mg; 10mg/5ml (xarope com álcool a 0,5%).[39]

> Pamoato de hidroxizina-Vistaril (Pfizer): Cápsulas de 25, 50 e 100 mg; suspensão oral de 25 mg/5 ml

> Na prática dentária, a utilização da hidroxizina como agente único está limitada ao tratamento de crianças com medo ligeiro a moderado

> Mecanismo de ação - Suprime alguns núcleos hipotalâmicos e estende a sua ação perifericamente à porção simpática do sistema nervoso autónomo.[40]

> A incidência de efeitos secundários com a hidroxizina é baixa. Para além da sonolência, a hidroxizina tem um efeito mínimo na função cardiovascular ou respiratória

> Propriedades da Hidroxizina - Efeitos ansiolíticos, analgésicos, anti-histamínicos, antieméticos, broncodilatadores e anticolinérgicos

PROMETAZINA (FENERGAN)

DOSE - As doses típicas para adultos para sedação são 25-50 mg

S Está disponível desde 1951 e, embora tenha sido utilizado durante muito tempo como agente sedativo, é uma fenotiazina e também um anti-histamínico. Possui consideráveis propriedades anticolinérgicas, sedativas, antieméticas e algumas propriedades anestésicas locais. Em novembro de 2004, a FDA deu instruções aos fabricantes de prometazina para incluírem um aviso na caixa negra contra-indicando a sua utilização em crianças com menos de 2 anos de idade, dado o risco acrescido de depressão respiratória fatal nestas crianças muito pequenas.[41]

J A prometazina e a hidroxizina são habitualmente utilizadas como aditivos de outros sedativos, sendo geralmente utilizadas como antieméticos, como pré-operatórios e para aumentar o efeito sedativo de outros agentes

J Estes dois medicamentos têm um índice terapêutico muito elevado e uma segurança notável

J A principal razão para o declínio da sua utilização na prática dentária pediátrica é a sua fraca eficácia.[44]

J A prometazina é um anti-histamínico potente que é útil em medicina dentária como sedativo, antiemético e antissialagogo.

J A prometazina é amplamente utilizada com a meperidina como adjuvante para aumentar o efeito sedativo e minimizar a náusea frequentemente encontrada com a meperidina em pacientes pediátricos dentários.

J O efeito antissialagogo da prometazina pode também revelar-se benéfico para evitar a tosse e o laringoespasmo potenciais associados à salivação excessiva por vezes observada com a cetamina. A adição de prometazina pode também aumentar o tempo de trabalho necessário para procedimentos operatórios mais longos.

KETAMINA

J Tempo de início-8 minutos-25 minutos

Biodisponibilidade - 17%, o efeito analgésico ocorre numa concentração plasmática superior a 160ng/ml. A ausência de qualquer efeito marcado após administração oral pode ser explicada pelas baixas concentrações plasmáticas de cetamina, uma vez que a concentração não excedeu 80ng/ml.[43] Mecanismo de ação

Anestesia dissociativa-

A cetamina é conhecida por ser um antagonista dos receptores N-metil-D-Aspartato (NMDA).

O recetor NMDA, membro da família dos receptores de glutamato, é um recetor acoplado a um canal iónico com propriedades excitatórias que tem sido implicado no mecanismo da anestesia geral, da analgesia .

J Foi postulado que os receptores NMDA desempenham um papel crucial no desenvolvimento da sensibilização central após estimulação periférica nociva.

J Os estímulos nocivos aferentes estimulam a libertação de aminoácidos excitatórios no corno dorsal da medula espinal, em particular o glutamato, que ativa os receptores NMDA.

J A ativação dos receptores NMDA leva à abertura de canais de cálcio dependentes da voltagem, permitindo a entrada de cálcio na célula. Pensa-se que este mecanismo é importante para o desenvolvimento de uma "perda de energia" do SNC, de tal forma que se verifica uma hiperalgesia subsequente no local original da estimulação periférica.

Pensa-se que a sensibilização do SNC desempenha um papel importante na determinação do grau de dor pós-operatória. O bloqueio efetivo desta "liquidação" do SNC pode ser extremamente valioso para a gestão da dor pós-operatória em doentes cirúrgicos.

J A cetamina também tem como alvo outros receptores, mas provavelmente não são muito relevantes nos níveis plasmáticos atingidos no contexto clínico.[44]

J A cetamina mantém intacto o reflexo protetor das vias aéreas, o que resulta numa incidência mínima de aspiração.

J Uma vez que a cetamina provoca broncodilatação e manutenção do tónus muscular esquelético das vias aéreas superiores, está indicada para o doente asmático.

J Não foi demonstrado que a cetamina altere significativamente a função hepática ou renal e, uma vez que não estimula a libertação de histamina, raramente provoca reacções alérgicas.

J Vantagens - Início relativamente rápido (25 minutos), em parte devido à sua extrema solubilidade lipídica e à sua rápida transferência através da barreira hemato-encefálica.[45]

J Analgesia e efeitos sedativos,

J Depressão respiratória mínima,

J Uma ampla margem de segurança, e

J Tempo de funcionamento adequado (36,4 minutos)

J Desvantagens -Náuseas e vómitos têm sido associados à utilização isolada de cetamina

COMBINAÇÃO MIDAZOLAM -MEPERIDINA

> Embora a sua eficácia tenha sido demonstrada, a utilidade do midazolam isolado é geralmente limitada a procedimentos de curta duração (menos de 10-15 minutos).

> Atualmente, existe a necessidade de dados controlados para identificar regimes de sedação consciente oral seguros e eficazes que permitam procedimentos de maior duração.

> A meperidina tem sido utilizada de forma eficaz e segura em combinação com sedativos/hipnóticos há muitos anos, mas nenhum estudo examinou este agente em combinação com o midazolam para visitas mais prolongadas de tratamento dentário pediátrico

> suas caraterísticas farmacológicas, o nível sedativo do diazepam é atingido cerca de 30 minutos após a administração oral, com os efeitos sedativos mais profundos a ocorrerem após 60-90 minutos.[46]

MEDICAMENTOS DE EMERGÊNCIA

Os profissionais podem organizar eles próprios kits de emergência ou adquiri-los

MEDICAMENTOS BÁSICOS DE EMERGÊNCIA

Todos os dentistas devem manter uma reserva fresca de medicamentos essenciais no consultório para administração imediata O Conselho de Assuntos Científicos da ADA, no seu relatório de 2002 publicado no *Journal of the American Dental Association*, Volume 133, n.º 3, 364-365, intitulado "Office Emergencies and Emergency Kits" (Emergências no consultório e kits de emergência), afirma o seguinte

Na conceção de um estojo de emergência, o Conselho sugere que sejam incluídos, no mínimo, os seguintes medicamentos: epinefrina 1:1.000 (injetável), bloqueador de histamina (injetável), oxigénio com capacidade de administração de pressão positiva, nitroglicerina (comprimido sublingual ou spray aerossol), broncodilatador (inalador para a asma), açúcar e aspirina. Podem ser incluídos outros medicamentos, de acordo com a formação e as necessidades do médico. É particularmente importante que o dentista tenha conhecimentos sobre as indicações, contra-indicações, dosagens e métodos de administração de todos os itens incluídos no kit de emergência. Os dentistas são também instados a efetuar uma manutenção contínua do kit de emergência, substituindo os medicamentos que estão prestes a ficar obsoletos antes de expirarem [20]

INDICAÇÃO	DROGA	DOSAGEM
BRONCHOSPASM • Asma ligeira • Som de chiado na expiração	Broncodilatadores Salbutamol/Asthalin Disponível em -200 doses doseadas	100-200µg (1-2 inalações) por inalação a cada 1 ou 2 minutos Até 3 vezes, se necessário
ESTADO DE ASMA • aperto no peito, falta de ar rapidamente progressiva	Derifilina Disponível como- (220mg/2ml inj i.m/i.v) Solução pronta a usar	0,9mg/kg/hr em doente jovem iv
respiração, tosse seca e pieira	Terbutalina	10 µg/kg por injeção sc /im/slow iv Dose máxima total: 300 µg
REACÇÃO ALÉRGICA LIGEIRA Reação cutânea retardada- - Ocorre após 60 minutos de exposição antigénica	**INJECÇÃO** **CLORFENIRAMINA (CPM)** Ou	10-20mg IV/IM ou injeção SC Dose máxima:40mg por dia Criança: 87,5 µgAg SC 4 vezes por dia
	INJECÇÃO AVIL (2ml - Maleato de Fenaramina-22,75mg)	3mg/kg de peso corporal/dia em 2 doses divididas Solução pronta a utilizar
EPILEPSIA	MIDAZOLAM INJECÇÃO I.P	0,15 mg/kg -IV

	(5 MG/ 5 ML)	**Preparação da solução** Para perfusão - Diluir com solução de cloreto de sódio a 0,9%, solução de dextrose a 5% ou 10%, ou solução de Ringer ou Hartmann numa proporção de 15 mg de midazolam para 100-1.000 ml de solução para perfusão. Estas soluções mantêm-se estáveis durante 24 horas à temperatura ambiente e 3 dias a 5°C.
REACÇÕES ANAFILÁTICAS dificuldades em engolir e respirar, dores abdominais, cãibras, vómitos,	Primeira linha- **EPINEFRINA**	Solução 1:1000 por via subcutânea, intramuscular ou sublingual Adultos - 0,3-0,5 mg i.m Crianças - 0,15 mg Repetir a cada 5-10 minutos caso o paciente não melhore
diarreia, urticária e angiodema		Intravenoso - indicado apenas em caso de risco de vida - deve ser diluído para 1:10.000 ou 1:100.000 0,01-0,1 mg - perfusão lenta
	Segunda linha- **CLORFENARAMINA**	10-20mg iv/im ou sc injeção Dose máxima:40mg por dia Criança: 87,5 µg/kg SC 4 vezes por dia
	Terceira linha- **HIDROCORTISONA** (1 frasco-ampola-100mg	100mg/Infusão i.v. de 8 horas Diluir com água esterilizada até 2 ml Utilizar imediatamente após a preparação
CHOQUE • Diminuição da tensão arterial • Pulso rápido, fraco ou ausente • Ritmo cardíaco irregular	**EPINEFRINA**	20µg/kg iv

Confusão		
Pele fria e pegajosa		
Respiração rápida e pouco profunda		
Pupilas dilatadas		

SUPORTE AVANÇADO DE VIDA CARDÍACO

NOME GENÉRICO	DOSAGEM	QUANTIDADE
Epinefrina	0,1 mg/ml	2 seringas
Atropina	0,5 mg/ml	1 seringa mais 2-3 ampolas
Lidocaína	20 mg/ml	1 ampola
Morfina	10 mg/ml	2-3 ampolas

Equipamento de emergência que pode ser necessário para salvar um doente sedado

EQUIPAMENTO DE SEDAÇÃO

O equipamento de emergência e os medicamentos devem estar sempre disponíveis. Os medicamentos devem ser actuais e armazenados de forma organizada e facilmente identificável (ou seja, tabuleiros ou sacos rotulados). Todos os monitores automáticos devem ser objeto de assistência e manutenção regulares por pessoal qualificado, de acordo com as especificações do fabricante, ou anualmente, consoante o que for mais frequente. **Deve ser arquivado um registo escrito desta manutenção/conservação anual para análise pelo RCDSO, conforme necessário.**

É da responsabilidade do dentista garantir que o consultório dentário onde a sedação está a ser realizada está equipado com o seguinte:

• É da responsabilidade do dentista garantir que o consultório dentário onde a sedação está a ser realizada está equipado com o seguinte:

• aparelho portátil para reanimação com pressão positiva intermitente

• oxímetro de pulso

• estetoscópio e esfigmomanómetros de tamanho adequado

• aspiração das amígdalas (Yankauer) adaptável à saída de aspiração

• máscaras faciais completas de tamanhos e conectores adequados

• seleção adequada de tubos endotraqueais ou vias aéreas com máscara laríngea e conectores apropriados

• laringoscópio com uma seleção adequada de lâminas, pilhas e lâmpadas sobressalentes

• Pinça Magill

• seleção adequada das vias respiratórias orais

- sistemas auxiliares portáteis para luz, aspiração e oxigénio

- aparelho para traqueotomia de emergência ou punção da membrana cricotiroideia

agulhas - IV

medicamentos actuais para a gestão das urgências,

Equipamento intravenoso

Cateteres IV variados (por exemplo, 24-, 22-, 20-, 18-, 16-gauge)

Torniquetes

Toalhetes com álcool

Fita adesiva

Seringas variadas (por exemplo, 1, 3, 5 e 10 ml)

Tubagem IV

Gotejamento pediátrico (60 gotas/mL)

Bureta pediátrica

Gotejamento para adultos (10 gotas/mL)

Tubo de extensão

Torneiras de 3 vias

Líquido intravenoso

Solução de Ringer Lactado

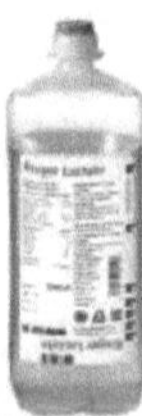

Solução salina normal

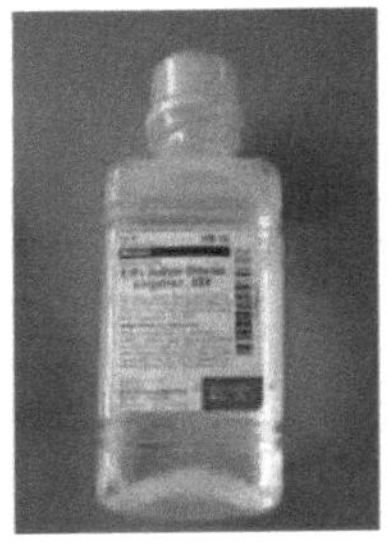

D 0,25 solução salina normal

Placas IV pediátricas

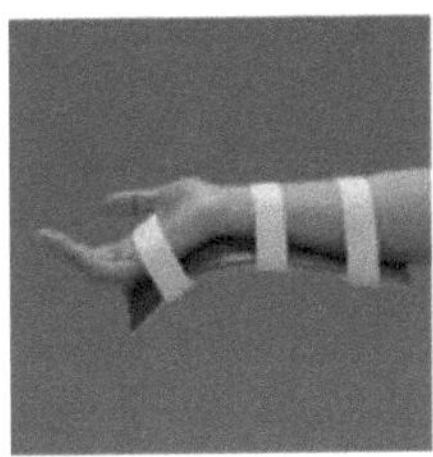

Agulhas IV variadas (por exemplo, 25-, 22-, 20- e 18-gauge)

Compressas de gaze esterilizadas

Equipamento de gestão das vias aéreas

Máscaras faciais (bebé, criança, adulto pequeno, adulto médio, adulto grande)

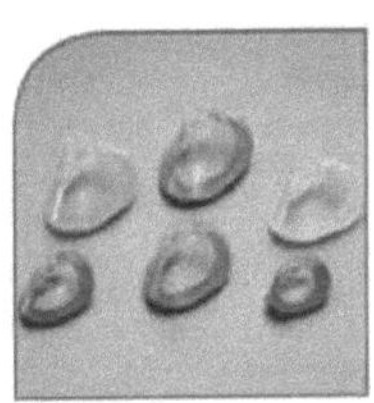

Conjunto de saco de respiração e válvula

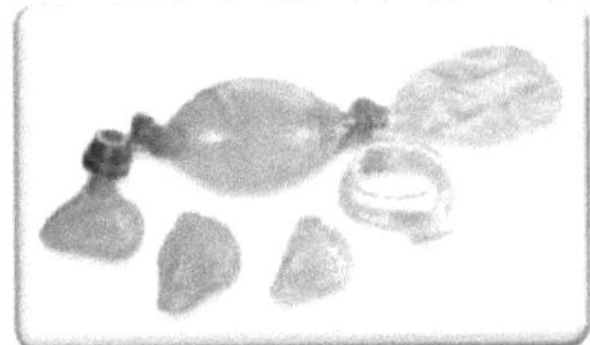

Vias respiratórias orofaríngeas (bebé, criança, adulto pequeno, adulto médio, adulto grande)

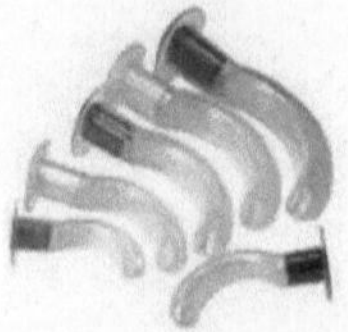

Vias respiratórias nasofaríngeas (pequenas, médias, grandes)

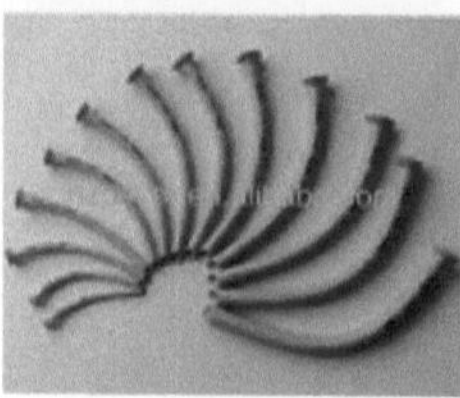

Vias aéreas de máscara laríngea (1, 1.5, 2, 2.5, 3, 4 e 5)

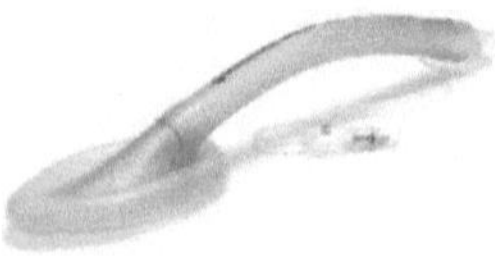

Punhos de laringoscópio (com pilhas extra)

Lâminas de laringoscópio (com lâmpadas extra)

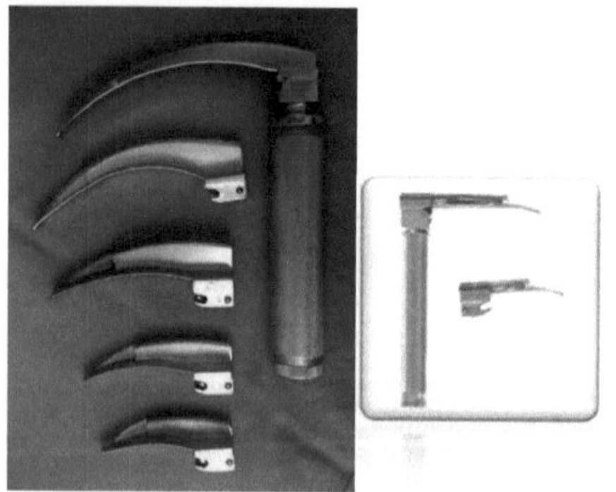

Reta (Miller) n.º 1, 2 e 3

Curvo (Macintosh) N.º 2 e 3

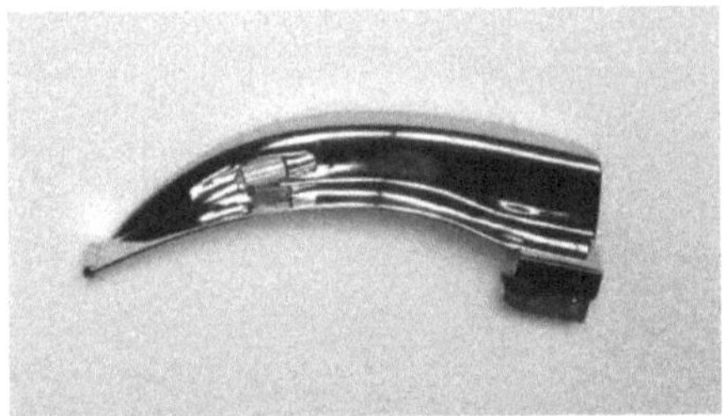

Tubos endotraqueais (2.5, 3.0, 3.5, 4.0, 4.5, 5.0, 5.5, e 6.0 sem manga e 6.0, 7.0, e 8.0 com manga) Estiletes (tamanhos adequados para tubos endotraqueais)

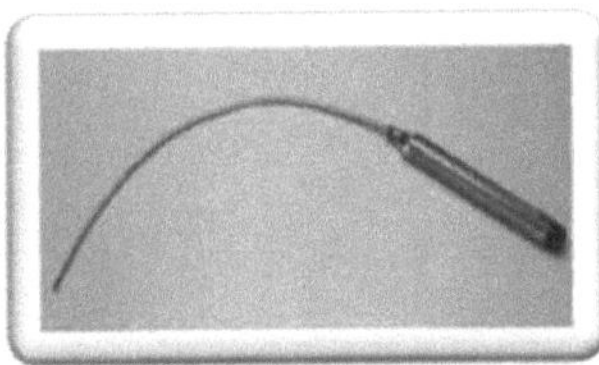
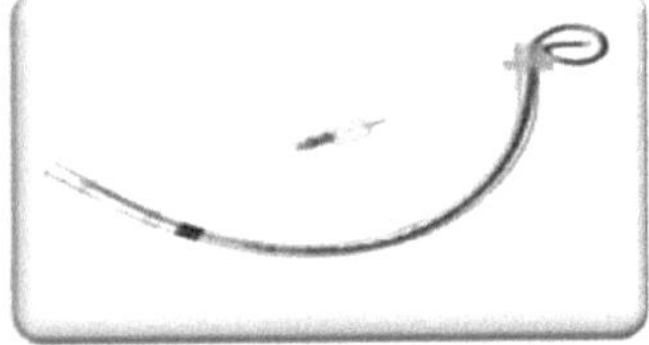

Lubrificante cirúrgico

Cateteres de sucção (tamanhos adequados para tubos endotraqueais) Sucção do tipo Yankauer

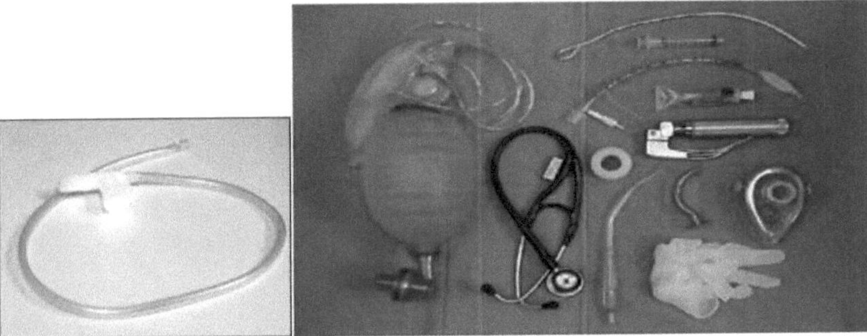

(1)   O seguinte equipamento de emergência para adultos e para doentes pediátricos, se forem tratados doentes pediátricos, deve estar presente e ser facilmente acessível a partir do bloco operatório e da sala de recobro:

(a)   Um sistema de fornecimento de oxigénio com pressão positiva, incluindo uma máscara facial completa para adultos e para doentes pediátricos, se forem tratados doentes pediátricos;

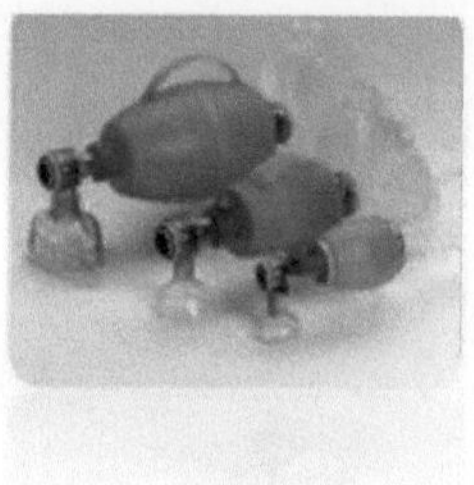

(b) Vias respiratórias orais e nasais de vários tamanhos para adultos e para doentes pediátricos, se forem tratados doentes pediátricos;

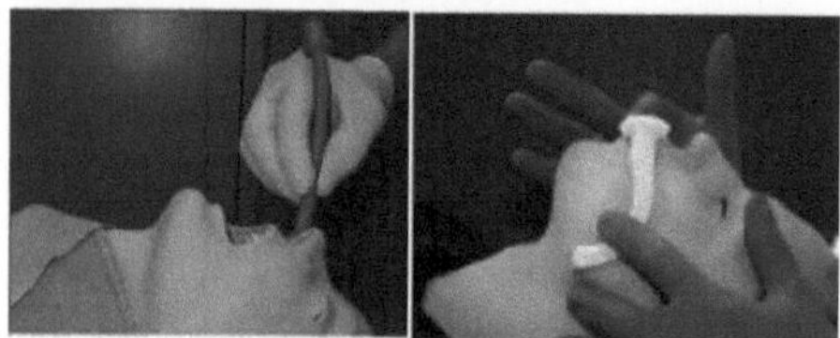

(c) Manguito de tensão arterial e estetoscópio para adultos e para doentes pediátricos, se forem tratados doentes pediátricos (são aceites aparelhos de tensão automáticos);

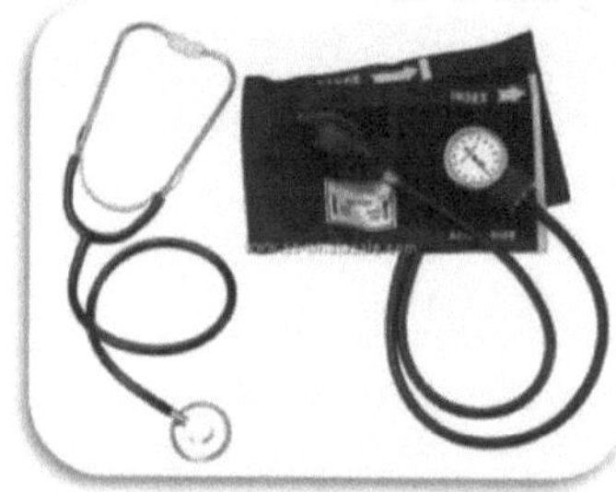

(d) Desfibrilhador cardíaco;

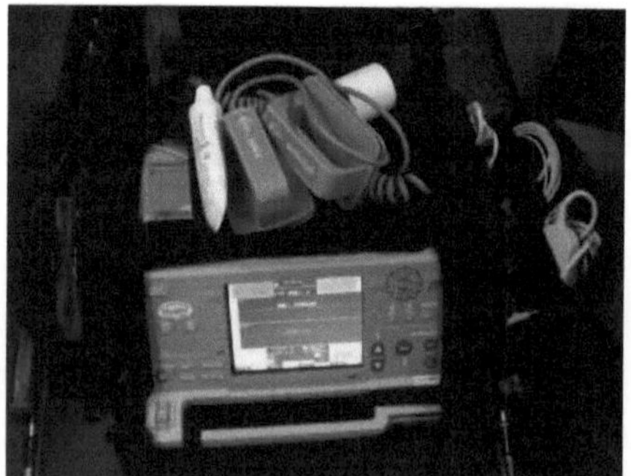

(e) Instalação intravenosa, incluindo equipamento e fluidos adequados;

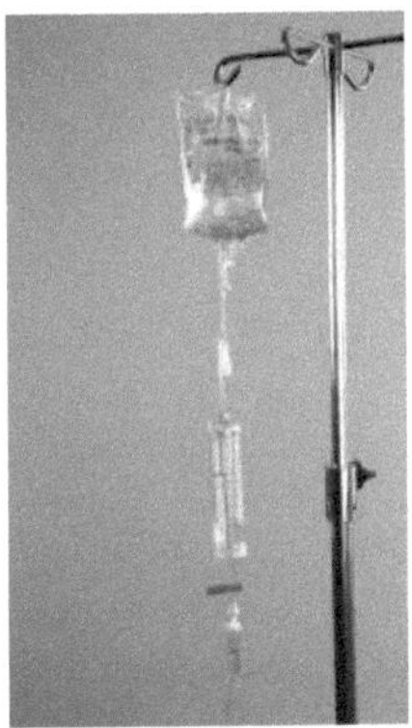

(f) Laringoscópio com pilhas actuais;

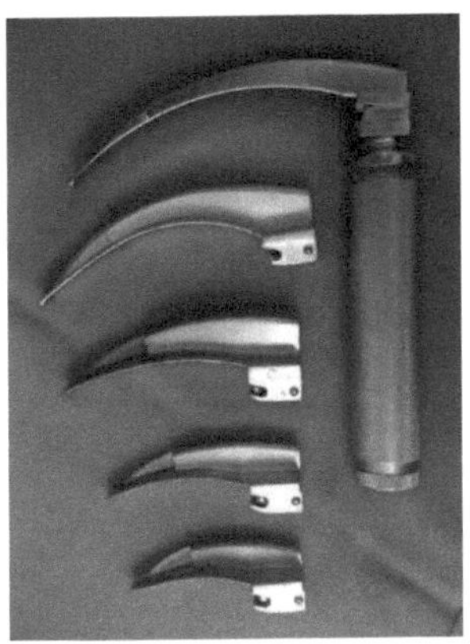

(g) Fórceps de intubação e tubos endotraqueais;

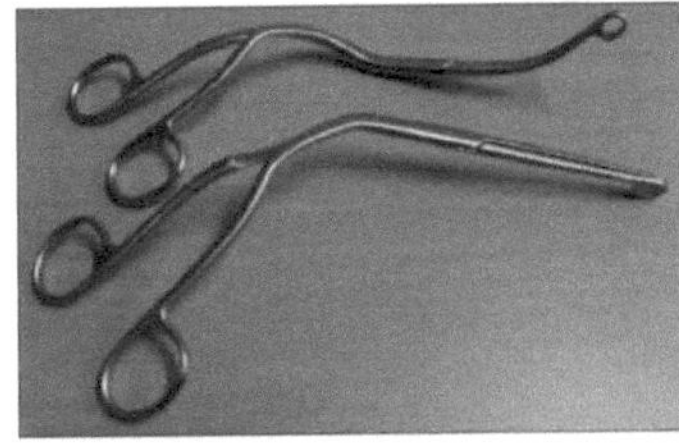

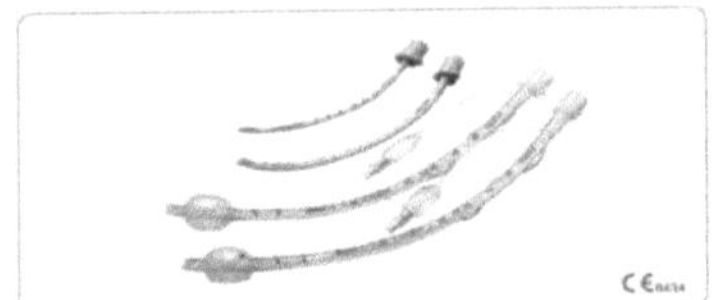

(h)   Pontas de aspiração das amígdalas;

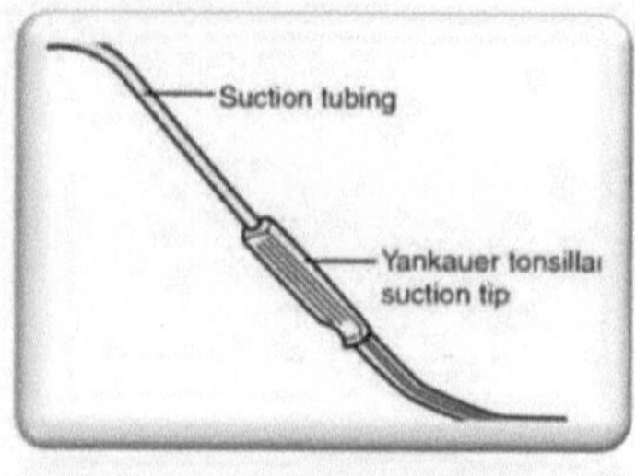

(i)   dispositivo de sucção de reserva e um sistema de iluminação de emergência;

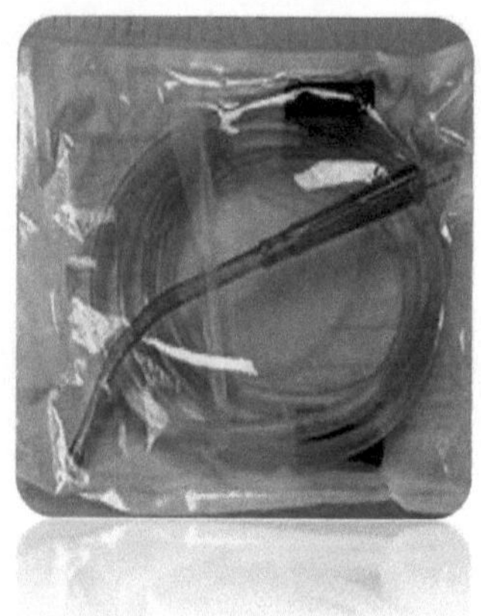

(j)   Seringas adequadas;

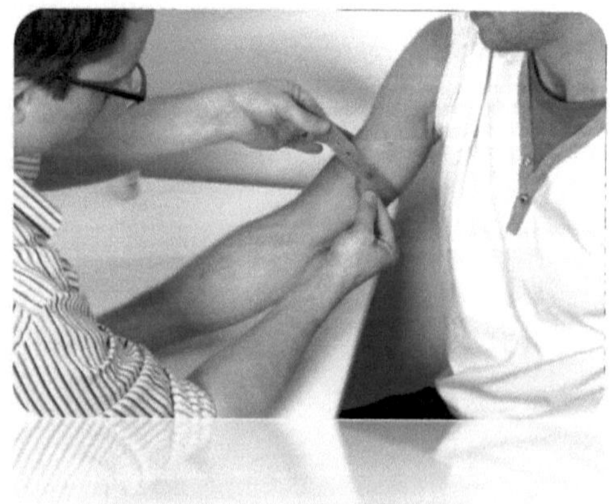

(k)   Torniquete e fita adesiva;

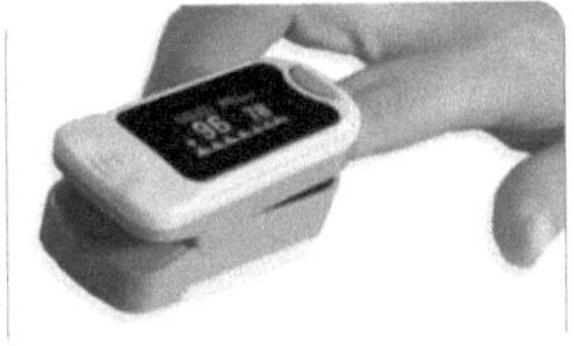

(l)   Oxímetro de pulso para monitorização contínua da frequência cardíaca e da saturação de oxigénio.

PREPARAÇÃO E GESTÃO DE EMERGÊNCIAS

SOBREDOSAGEM.

Trata-se da correção dos efeitos clínicos da depressão do SNC.[47] sinais e sintomas de más trocas de ar

> Tosse fraca e ineficaz

> Som agudo de "canto de galo" ao inalar

> Aumento da dificuldade respiratória

> Cor cinzenta da pele

> Possível cianose das membranas mucosas e dos leitos das unhas

A principal importância é a gestão da depressão respiratória através da administração de BLS

> Passo 1 - O doente é colocado em posição supina com os pés ligeiramente elevados

o O objetivo é assegurar um fluxo sanguíneo cerebral adequado

> Segunda etapa - Assegurar a existência de uma via aérea plana e verificar a adequação da respiração

o A inclinação da cabeça / elevação do queixo é utilizada nesta altura

o A adequação dos esforços ventilatórios espontâneos do doente é avaliada em seguida pelo socorrista, que

o coloca a sua orelha a 1 polegada da boca e do nariz do doente e sente o ar expirado enquanto

o observar o tórax do doente para ver se ele está a tentar respirar espontaneamente

> Passo três - O doente pode apresentar vários graus diferentes de depressão ou comprometimento da respiração

o O doente pode estar consciente, mas excessivamente sedado, e responder de forma lenta à dor

o Estimulação

o Nesta situação, o doente é capaz de manter a sua própria via aérea e de respirar espontaneamente e de forma bastante eficaz

> Com a permeabilidade das vias aéreas assegurada, o doente deve receber oxigénio através de uma máscara facial completa

> Se a respiração espontânea estiver presente, mas for superficial, é necessária uma ventilação assistida com pressão positiva, realizada através da colocação de uma máscara facial completa no rosto do doente e da introdução de oxigénio nos pulmões no início de cada respiração.[61]

> A inclinação da cabeça deve ser mantida em todos os momentos

> Se ocorrer uma paragem respiratória, deve ser iniciada imediatamente uma ventilação artificial controlada. A frequência recomendada para o adulto é de uma respiração de 5 em 5 segundos (12/minuto) e

de uma respiração de 3 em 3 segundos para as crianças com idades compreendidas entre 1 e 8 anos e para os bebés com menos de um ano de idade (20/minuto)

> Quarta etapa

o Os sinais vitais do doente devem ser monitorizados durante todo o episódio

o A pressão arterial, a frequência e o ritmo cardíacos e a frequência respiratória são registados de 5 em 5 minutos e é mantido um registo escrito; um segundo membro da equipa de emergência é responsável por esta tarefa

o Se o nível sanguíneo do fármaco hipnótico sedativo aumentar significativamente, a pressão arterial diminuirá progressivamente enquanto a frequência cardíaca aumenta

o Se a tensão arterial e o pulso palpável estiverem ausentes, deve ser instituída imediatamente uma compressão torácica externa

o Na maioria dos casos, os doentes são mantidos desta forma

> Etapa 5-

o Em alguns casos, é necessária assistência médica

> Passo 6-

o Se não tiver sido estabelecida uma perfusão IV, é prudente estabelecer uma nesta altura, se possível

o Embora não existam medicamentos antídotos eficazes para a sobredosagem de hipnóticos sedativos barbitúricos, a sobredosagem de benzodiazepinas e a hipotensão podem ser tratadas eficazmente através de medicamentos ou fluidos administrados por via intravenosa

> Passo 7-

o Iniciar tratamento definitivo : Flumazenil 0,2 mg{2 ml} IV durante 15 segundos com doses adicionais de 0,2 mg administradas com um intervalo de 60 segundos se não for observado o nível de resposta desejado.

OBSTRUÇÃO DAS VIAS RESPIRATÓRIAS

A causa mais comum de obstrução das vias respiratórias durante a sedação é a deslocação posterior da língua para a faringe, devido à perda de tónus muscular resultante da depressão do SNC

Uma segunda causa possível de obstrução das vias respiratórias é um objeto estranho,

Os líquidos, o sangue, a saliva, a água e o vómito também podem ser responsáveis pela obstrução das vias respiratórias

SOM OUVIDO	CAUSA PROVÁVEL	GRAU DE OBSTRUÇÃO
RONCO	OBSTRUÇÃO DA HIPOFARINGE PELA LÍNGUA	PARCIAL

GURGLING	MATERIAL ESTRANHO NAS VIAS RESPIRATÓRIAS	PARCIAL
TESOURAGEM	BRONCHOSPASM (asma)	PARCIAL
COROAMENTO	LARINGOESPASMO	PARCIAL
NENHUM	QUALQUER UMA DAS ANTERIORES EM MAIOR GRAU	TOTAL

> Prosseguir com cada passo até que seja estabelecida uma via aérea desobstruída

> Passo 1- Inclinação da cabeça/levantamento do queixo. Se a obstrução ainda estiver presente, passar à etapa seguinte

> Passo 2 - Deslocar fisicamente a língua para a frente, agarrando-a com uma pinça hemostática ou uma esponja de gaze

> Passo 3 - Utilizando uma ponta de sucção amigdalina, aspirar a faringe posterior para remover quaisquer fluidos que possam estar presentes

> Passo 4 - Impulso abdominal (manobra de Hemilich) até se obter uma via aérea desobstruída, determinada pela passagem de ar pela boca e pelo nariz e pelo retorno do "som"

> Passo 5- Ativar o EMS

> Passo 6- Cricotirotomia. Só deve ser efectuada se o médico tiver uma boa formação neste procedimento

Obstrução parcial das vias respiratórias associada ao "ressonar"

Passo 1 - Inclinar a cabeça/levantar o queixo

Passo 2- Deslocar fisicamente a língua para a frente, agarrando-a com um hemostato ou uma esponja de gaze

Passo 3 - Utilizando uma ponta de sucção amigdalina, aspirar a faringe posterior para remover quaisquer fluidos que possam estar presentes.

Passo 4 - Impulso abdominal (manobra de Hemilich) até se obter uma via aérea desobstruída, determinada pela passagem de ar pela boca e pelo nariz e pelo retorno do "som" Passo 5 - Ativar o INEM

Etapa 6- Cricotirotomia, só deve ser efectuada se o médico tiver formação adequada para o efeito

Obstrução parcial das vias respiratórias associada a "gorgolejo"

Passo 1- Inclinar a cabeça/levantar o queixo

Passo 2 - Utilizando uma ponta de sucção amigdalina, aspirar a faringe posterior até que todos os fluidos sejam removidos

ALERGIA

Reacções cutâneas

> A reação cutânea pode variar entre angiodema localizado, eritema difuso, urticária e prurido, e o tratamento destas reacções baseia-se na rapidez com que surgem após o desafio antigénico

> Reação cutânea tardia

> Reação cutânea imediata

> As reacções alérgicas da pele que se desenvolvem no espaço de 60 minutos devem ser geridas de forma mais rigorosa

> Outros sintomas alérgicos de natureza relativamente ligeira são a conjuntivite, a rinite, a urticária, as pruridos e o eritema

> A epinefrina é administrada por via IV, IM ou SC numa dose para adultos de 0,3 mg

> É então administrado um bloqueador de histamina (difenidramina ou clorfeniramina)

> A consulta médica é então solicitada

> Na maioria dos casos, o doente deve ser observado durante pelo menos 1 hora e, na ausência de retorno dos sinais e sintomas, pode ter alta para casa na companhia de um adulto responsável

> Se a reação for mais grave, é indicada uma consulta médica antes da alta

> Reação respiratória

> Broncoespasmo - O tratamento é interrompido e o doente é colocado numa posição semi-erecta confortável

> O oxigénio é administrado através de uma máscara facial completa ou de um inalador nasal

> Um broncodilatador, como a epinefrina ou o albuterol, é administrado por aerossol ou por injeção (epinefrina 0,3)

> Após a administração do broncodilatador, o doente deve ser observado durante cerca de 1 hora para detetar uma possível recorrência dos sintomas. A administração de um bloqueador da histamina e de um esteroide adequado, como a dexametasona, 20 mg IM ou IV, diminuirá o risco de recorrência

LARINGOSPASM

> O laringoespasmo é um reflexo de proteção concebido para manter a integridade das vias respiratórias, impedindo a entrada de corpos estranhos na laringe, na traqueia e nos pulmões

> O laringoespasmo pode ser parcial ou completo. O laringoespasmo parcial está associado a um som agudo de canto e a uma maior dificuldade de ventilação

> O laringoespasmo completo está associado à ausência de som na presença de esforços respiratórios exagerados e reação dos tecidos moles nas regiões supraclavicular e intercoastal

> Tratamento do laringoespasmo-

Após o reconhecimento do laringoespasmo

Passo 1- Administrar oxigénio a 100% através de um capuz nasal

Passo 2- Remover rapidamente todos os materiais da boca do doente. Se houver hemorragia, a zona deve ser tapada com gaze cirúrgica para evitar a hemorragia para a faringe nesta altura

Passo 3 - Deslocar fisicamente a língua para a frente, agarrando-a com um hemostato ou uma esponja de gaze

Etapa 4 - Utilizando uma ponta de sucção amigdalina, aspirar completa e rapidamente a cavidade oral e a faringe posterior para remover qualquer matéria estranha

Passo 5- Mantendo o ouvido perto da boca e do nariz do doente, empurrar o peito do doente. Se se ouvir e sentir uma corrente de ar, o espasmo foi quebrado e a via aérea está desobstruída. Se não se ouvir nem sentir ar, passar ao passo 6

Passo 6 - É administrado oxigénio sob pressão positiva num esforço para quebrar mecanicamente o espasmo, forçando fisicamente o oxigénio através das cordas vocais

A importância absoluta de uma aspiração eficaz antes deste passo é evidente, uma vez que o fluxo de oxigénio de pressão positiva pode forçar a entrada de material estranho na traqueia.

Passo 7- Succinilcolina. Se os passos anteriores não forem bem sucedidos, é necessário administrar succinilcolina. A succinilcolina só deve ser administrada por médicos que tenham recebido formação prévia para a sua administração. Recomenda-se uma dose inicial de succinilcolina de 10 mg IV para o laringoespasmo parcial ou incompleto, sendo recomendada uma dose de 20 a 40 mg para o espasmo completo ou para o espasmo que continua após a administração da dose inicial de 10 mg.

Passo 8- Após a administração de succinilcolina, pode ocorrer apneia durante um período máximo de 4 minutos. A ventilação controlada é obrigatória até ao regresso dos esforços respiratórios espontâneos. A administração de succinilcolina, especialmente em grandes doses, produz hipercalemia que, por sua vez, pode provocar disritmias cardíacas (bradicardia, assistolia). A monitorização da tensão arterial, da frequência cardíaca e do ritmo cardíaco deve ser mantida durante todo o período de recuperação

SEIZURES

Passo 1- Terminar os cuidados dentários e colocar o doente numa posição supina na cadeira dentária

Passo 2 - Proteger o doente durante a fase clónica da convulsão. Segure suavemente o braço e as pernas do doente para evitar ferimentos. Não tente colocar qualquer objeto na boca, pois isso causará ferimentos nos dentes e nos tecidos moles.

Passo 3 - Ativar o EMS

Passo 4- Assegurar a permeabilidade das vias aéreas e administrar oxigénio para minimizar a hipoxia e a hipercabia

Passo 5 - Se as convulsões persistirem, tentar iniciar uma perfusão intravenosa

Passo 6 - Diazepam a 5 mg/minuto, midazolam a 1 mg/minuto até cessar a atividade convulsiva

EMESE E ASPIRAÇÃO DE MATÉRIAS ESTRANHAS SOB ANESTESIA

Passo 1- Colocar imediatamente o doente na posição de trendlenberg com uma inclinação da cabeça para baixo de, pelo menos, 15 graus.

Para ajudar a gravidade a direcionar o vómito para a faringe (e não para os pulmões), virar o doente para o lado direito

Passo 2- Ativar o INEM o mais rapidamente possível após o diagnóstico de aspiração

Etapa 3- Aspirar a faringe, eliminando o vómito eventualmente presente

Passo 4- A intubação deve ser efectuada, se possível. O doente é virado de costas para a intubação

Etapa 5 - Administrar o oxigénio

Passo 6 - A lavagem traqueal deve ser efectuada se o doente tiver sido entubado. Após uma ligeira elevação da cabeça do doente, é administrado um bólus de 10 a 20 ml de soro fisiológico ou de bicarbonato de sódio no tubo endotraqueal

Imediatamente após a lavagem, é necessário proceder à aspiração e à oxigenação. Este procedimento pode ser repetido várias vezes

Passo 7 - Administrar esteróides intravenosos

HIPOGLICEMIA

Passo 1- Assim que forem observados sinais e sintomas de hipoglicemia, interromper o tratamento dentário e colocar o doente numa posição confortável

Passo 2- Determinar se o doente tomou uma dose de insulina ou se ingeriu alimentos recentemente

Passo 3- Se a hipoglicemia for considerada uma possibilidade, não hesite em administrar açúcar ao doente por via oral. A maioria dos diabéticos de tipo I prefere o sumo de laranja, sentindo que recupera mais rapidamente do que com outros líquidos. Permitir que o doente beba 8-12 onças de sumo de laranja em incrementos de 4 onças durante cerca de 10 minutos

Passo 4- Se o episódio continuar ou se o doente perder a consciência, chamar imediatamente o INEM Passo 5- Na presença de inconsciência, o doente deve ser colocado na posição supina e deve ser administrado o suporte básico de vida necessário. Na maioria dos casos, a manutenção das vias aéreas é tudo o que é necessário

Passo 6- Estabelecer uma perfusão intravenosa

Etapa 7 - Administrar um anti-hiperglicémico, uma dose de 50 ml de dextrose a 50% é administrada por via intravenosa. O regresso à consciência é geralmente rápido e silencioso

A dose pediátrica é de 50 ml de solução de dextrose a 25%. Quando não é possível iniciar uma IV ou quando a dextrose não está disponível, o glucagon pode ser administrado por via subcutânea, IM ou IV. A consciência regressa normalmente ao fim de 15 minutos, sendo a dose repetida de 15 em 15 minutos, se necessário

Passo 8-Depois de recuperar a consciência, o doente deve ser monitorizado até à chegada do pessoal do INEM.

Normalmente, é necessário um período de hospitalização quando a inconsciência ocorre.

SÍNCOPE

Passo 1 - Ao reconhecer quaisquer sinais e sintomas de pré-síncope, termine o tratamento dentário e coloque o doente na posição supina com os pés elevados

Passo 2 - Retirar todo o equipamento dentário do campo de visão do doente

Passo 3- Administrar oxigénio

Passo 4- Administrar amoníaco. Esmagado entre os dedos do socorrista, o inalante é mantido sob o nariz do doente. A inalação de amoníaco, um odor nocivo, provoca o movimento muscular dos braços e das pernas, aumentando assim o retorno do sangue venoso ao coração e aumentando o débito cardíaco e o fluxo sanguíneo para o cérebro

Passo 5- O episódio resolver-se-á rapidamente. Se o médico e o doente concordarem, o procedimento dentário planeado pode prosseguir. Considerar a modificação dos cuidados dentários para diminuir a ansiedade que possa estar presente

Etapa 6 - Se ocorrer inconsciência, colocar o doente em posição supina com os pés elevados e, se ainda não o tiver feito, inclinar a cabeça/elevar o queixo e avaliar as vias respiratórias

Normalmente, o doente está a respirar espontaneamente e o ritmo cardíaco é lento

Passo 7- A consciência deve regressar dentro de 10 a 15 segundos. O período pós-sincopal é marcado pelo facto de o doente se sentir mal.

O doente sente náuseas, dores em todo o corpo e precisará de cerca de 24 horas para regressar ao seu estado normal de funcionamento

O oxigénio deve ser administrado ao doente através de uma cânula nasal ou de um capuz nasal durante o período de recuperação

Os sinais vitais devem ser monitorizados e registados

Passo 8- Se a consciência não voltar dentro de 10-15 segundos, ativar o EMS

Sempre que a inconsciência persistir por mais de 10 segundos, recomenda-se que se procure imediatamente assistência de emergência

Etapa 9 - A alta do paciente do consultório só deve ser considerada após um longo período de recuperação de aproximadamente uma hora, durante o qual o paciente permanece sob observação constante

CONCLUSÃO

A via oral é a mais antiga de todas as vias de administração de medicamentos e continua a ser a via mais utilizada. A ação farmacocinética dos fármacos administrados por esta via depende da quantidade de fármaco absorvida que, por sua vez, depende da solubilidade lipídica, da biodisponibilidade, do pH dos tecidos gástricos e de vários outros factores. Por conseguinte, os fármacos administrados por esta via variam em termos do início da sedação, da profundidade da sedação e dos efeitos adversos entre os indivíduos; a titulação das dosagens dos fármacos não pode ser efectuada se o resultado esperado não for atingido.[33]

A sedação e a anestesia geral progridem ao longo de um continuum, desde o alívio da ansiedade até um estado de inconsciência. Como as fronteiras entre os diferentes níveis de sedação podem não ser evidentes, pode ser difícil definir com exatidão o ponto final da sedação consciente e o ponto de partida da sedação profunda e da anestesia geral. Por conseguinte, os fármacos e as técnicas utilizados para a sedação consciente devem ter uma ampla margem de segurança. Deve ser utilizada a dose eficaz mais baixa do agente sedativo que garanta as condições necessárias.

Um sedativo oral capaz de melhorar o comportamento não cooperante das crianças mais difíceis seria útil para tratar com sucesso muitos doentes sem ter de suportar o custo e o risco acrescidos de técnicas mais agressivas, incluindo a anestesia geral tradicional

BIBLIOGRAFIA

1-M Neeti, G Krishan, G Ashima, K Aditi. Prática de sedação dentária pediátrica: Evolução e estado atual da arte. J Postgrad Med Edu Res 2014;48(3): 139-147

2-SF Malamed, CL Quinn. Sedation A Guide To Patient Management. 3rd Edition. Califórnia. 1995. Mosby year book.101-106

3- LM Francisco, UU Ronaldo, A Cecílio. A história dos barbitúricos um século após sua introdução clínica. Doenças e Tratamentos Neuropsiquiátricos 2005:1(4)

4-Midazolam. (2015, 9 de setembro). Em Wikepedia, a enciclopédia livre. Recuperado às 09:30, 14 de setembro de 2015, de https://en.wikipedia.org/w/index.php?title=Midazolam&oldid=680192076

5- J Rebecca, K Ilamurugu, N Amar- Pediatric procedural sedation -A review and an update. Indian Journal of Anaesthesia 2007;51(3): 169-175

6- Utilização da sedação e da anestesia geral na prática dentária.NORMA DE PRÁTICA. junho de 2012 Revisto - abril de 2015

7- MA Hussein , LN Marna. Sedação no consultório dentário: Uma visão geral

8- Diretrizes para a Monitorização e Gestão de Pacientes Pediátricos Durante e Após Sedação para Procedimentos de Diagnóstico e Terapêuticos-AAPD-2011

9- KD Tripathi. Essentials of Medical pharmacology. 5th edition. Irmãos Jaypee. New delhi. 2003.

10- EG Charles, MK Adam, RB Franklin, DK Alan . Farmacologia das Benzodiazepinas e Efeitos Mediados pelo Sistema Nervoso Central. O Jornal Ochsner. Volume 13, Número 2, verão de 2013

11-Alizahrani AM, Wyne AH .Utilização de sedação oral com midazolam em dentisteria pediátrica: uma revisão. Jornal oral e dentário do Paquistão. 2012 Dec;32(3).

12-AH Daniel, AN Stephen, Y Rebecca, GM Jose, AG Helen, EC Peter, D Melvin. A pilot study of the efficacy of oral midazolam for sedation in pediatric dental patients. Anesth prog 1996;43(1-8)

13-E John, G Kaaren . Midazolam oral com e sem meperidina para o tratamento de pacientes dentários pediátricos jovens difíceis. Um estudo retrospetivo. Odontopediatria 2002 ;24(2)

14- Alfonzo-Echeverri EC, Berg JH, Wild TW, Glass NL. Oral ketamine for paediatric out patient dental surgery sedation. Pediatr Dent. 1993 May-Jun; 15(3):182-5

15-B Tina, JR Ronald, M Scott. Um estudo comparativo entre a cetamina e a combinação cetamina-prometazina para sedação oral

16- RE Mohamed. Combinação de cetamina oral e midazolam versus midazolam sozinho como uma pré-medicação em crianças submetidas a amigdalectomia. AJAIC-vol(8) No 3 set 2005

17-C Sujata , J Reena , Girotra G, Salhotra R, Rautela RS, Sethi AK. O midazolam é superior ao triclofos e à hidroxizina como pré-medicamento em crianças? Jornal de Anestesiologia farmacologia clínica.2014;30(2)

18-K Kantovitz , RR Puppin, BM Gaviao. Efeito sedativo do diazepam oral e do hidrato de cloral no tratamento odontológico de crianças. J Indian Soc Pedod Prev Dent - junho 2007

19-AJ Joseph, DT Larry. Sedação de adultos: Oral, Rectal, IM, IV. Anesth Prog 38:154-171 1991

20. Emergências no escritório e kit de emergência. JADA

21. BR John. Estratégias de kits de medicamentos de emergência para o consultório dentário. 2012

22. R Morton. Preparando-se para emergências médicas,Os medicamentos e equipamentos essenciais para o consultório odontológico.2000 JADA, Vol. 141

23-S Bhatnagar, UM Das, G Bhatnagar- Comparação de midazolam oral com tramadol oral, triclofos e zolpidem na sedação de pacientes pediátricos dentários: Um estudo invivo. JISPPD. abril - junho de 2012

24-W Stephen, AA Eduardo. Inquérito sobre sedação em odontopediatria: uma perspetiva global. International Journal of Paediatric Dentistry. 2011; 21: 321-332

25-(G)Desjardins, P. 1985. Conscious Sedation in Dental Practice: It's Current Status and the Future Role of Midazolam. Anesthesiology Review. Vol. 13, Número 35:90-03.

26-CSujata, J Reena, G Gautam, S Rashmi, SR Rajesh, KS Ashok O midazolam é superior ao triclofos e à hidroxizina como pré-medicamento em crianças? Jornal de Anestesiologia Farmacologia Clínica | janeiro-março 2014 | Vol 30 | Edição 1

27-KD William, HA Mahmoud. Hidrato de cloral e outros fármacos utilizados na sedação de crianças pequenas: um inquérito aos Diplomados da Academia Americana de Pedodontia. Odontopediatria. Dez1983/Vol. 5 No. 4

28-Utilização de sedação e anestesia geral na prática dentária. Norma de prática. 2012

29-SS Phillip, AM Paul, LF Richard, EM Barton e JW Robert. Oral Triazolam Pretreatment for Intravenous Sedation (Pré-tratamento com Triazolam Oral para Sedação Intravenosa). Anesth Prog 40:117-121 1993

30-J. Foley. The way forward for dental sedation and primary care? BRITISH DENTAL JOURNAL VOLUME 193 NO. 3 AGOSTO 10 2002

31-VB Pieter, e AR James. Propofol e Midazolam para Sedação Consciente em um Paciente Dental com Retardo Mental. Anesth Prog 38:36-37 1992

32-RJ Michael, Sedação pediátrica. Educação continuada em anestesia, cuidados críticos e dor. 2004 -Vol 4

33-Guideline for Monitoring and Management of Pediatric Patients During and After Sedation for Diagnostic and Therapeutic Procedures (Diretrizes para a monitorização e gestão de doentes pediátricos durante e após sedação para procedimentos de diagnóstico e terapêuticos)

34-Hirota K, Lambert DG. Ketamine its mechanism of action and unusual clinical uses.1996 vol 77 no 4

35-(duração do cet) CR Hans, FGW Carolyn, DW Michael. Comparação de dois regimes orais de cetaminediazepam para sedar pacientes pediátricos dentários ansiosos. Odontopediatria1996;18(4)

36-John E. Nathan, DDS, MDS Kaaren G. Vargas, DDS, PhDO midazolam oral com e sem meperidina para o tratamento do paciente pediátrico dentário jovem difícil: um estudo retrospetivo

37-W Stephen, E Jillian,L Kirsty, O Robinson, C Paul. Estudo retrospetivo dos regimes de hidrato de cloral, meperidina, hidroxizina e midazolam usados para sedar crianças para tratamento dentário. *Odontopediatria - 22:2, 2000*

38-M Shobha,VLTerri , RT Alan. Eventos Adversos e Fatores de Risco Associados à Sedação de Crianças por Não Anestesiologistas. Anesth Analg 1997;85:1207-13

39-R Morton. Preparação para emergências médicasOs medicamentos e equipamentos essenciais para o consultório dentário. JADA, Vol. 141

40-al-Rakaf H, Bello LL, Turkustani A, Adenubi JO. Midazolam intra-nasal na sedação consciente de pacientes dentários pediátricos jovens. Int J Paediatr Dent. 2001 Jan;11(1):33-40.

41-AL-Zaharani AM, Wyne AH, Sheta SA. Comparação do midazolam oral com uma combinação de midazolam oral e inalação de óxido nitroso-oxigénio na eficácia da sedação dentária em crianças pequenas. J Indian Soc Pedod Prev Dent. 2009 Jan-Mar;27(1):9-16.

42. Day PF, Power AM, Hibbert SA, Paterson SA. Effectiveness of oral midazolam for paediatric dental care, a retrospective study in two specialist centres. Eur Arch Paediatric Dent. 2006 Dec;7(4):228-35.

43-Bui T, Redden RJ, Murphy S. Um estudo comparativo entre a cetamina e a combinação de cetamina e prometazina para sedação oral em pacientes pediátricos dentários. Anesth prog. 2002 Winter;49(1):14-8

44-Rai K, Hegde AM, Goel K. Sedation in uncooperative children undergoing dental procedures: A comparative evaluation of midazolam, propofol and ketamine. J Clin Pediatr Dent. outono de 2007;32(1):1-14

45-Moreira TA, Costa PS, Costa LR, Jesus-Franca CM, Antunes DE, Gomes HS, Neto OA. A combinação oral midazolam-cetamina é melhor que o midazolam isolado para sedação de crianças pequenas: um ensaio clínico randomizado. Int J Paediatr Dent. 2013 May;23(3):207-15.

46-Mountain BW, Smithson L, Carmolini M, Wyatt TH, Newman M. Dexmeditomidine as a paediatric anaesthetic premedication to reduce anxiety and to deter emergence delirium. AANA J. 2011 Jun;79(3):219-24.

47- Roelofse JA, Louw LR, Roelofse PG. Uma comparação aleatória duplamente cega de trimeprazina-metadona e cetamina-midazolam para sedação de pacientes dentários pediátricos para procedimentos cirúrgicos orais. Anesth prog. 1998 winter;45(1):3-11.

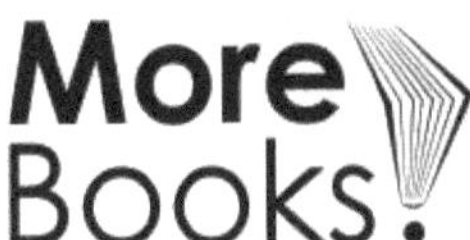

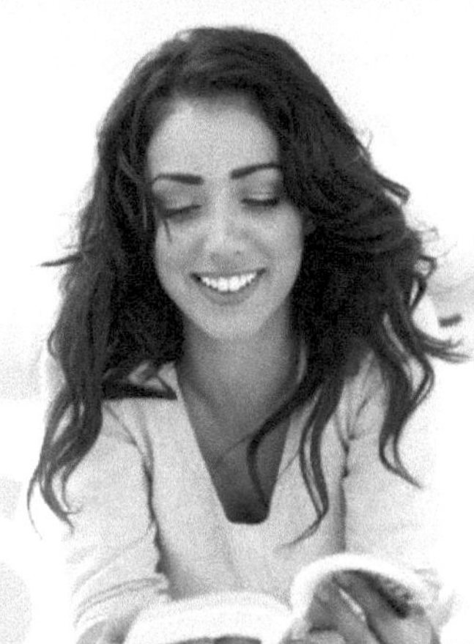

I want morebooks!

Buy your books fast and straightforward online - at one of world's fastest growing online book stores! Environmentally sound due to Print-on-Demand technologies.

Buy your books online at
www.morebooks.shop

Compre os seus livros mais rápido e diretamente na internet, em uma das livrarias on-line com o maior crescimento no mundo! Produção que protege o meio ambiente através das tecnologias de impressão sob demanda.

Compre os seus livros on-line em
www.morebooks.shop

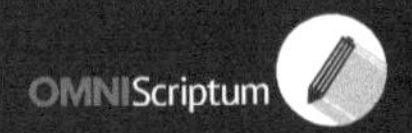

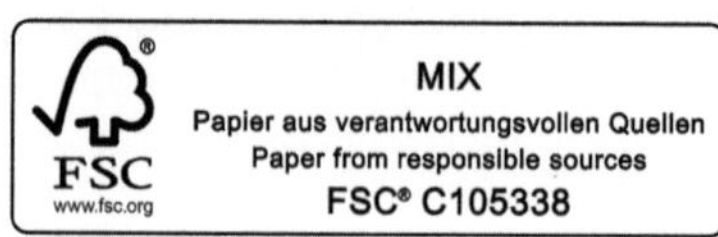

Printed by Books on Demand GmbH, Norderstedt / Germany